普通高等教育"十三五"规划教材

药物筛选和成药性评价的基础与实践

皮荣标 主编

U0385807

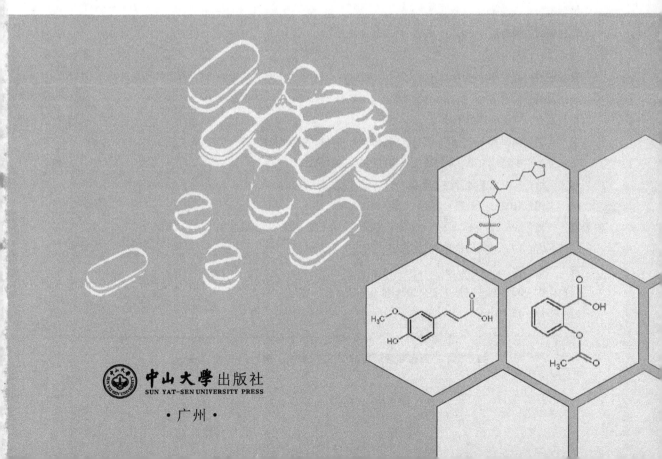

中山大学出版社
SUN YAT-SEN UNIVERSITY PRESS

·广州·

图书在版编目（CIP）数据

药物筛选和成药性评价的基础与实践/皮荣标主编. —广州：中山大学出版社，2019.1

ISBN 978 - 7 - 306 - 06444 - 8

Ⅰ.①药…　Ⅱ.①皮…　Ⅲ.①药物学—医学院校—教材　Ⅳ.①R96

中国版本图书馆 CIP 数据核字（2018）第 214983 号

YAOWUSHAIXUAN HE CHENGYAOXINGPINGJIA DE JICHU YU SHIJIAN

出 版 人：王天琪
策划编辑：金继伟
责任编辑：谢贞静
封面设计：刘　犇
责任校对：邓子华
责任技编：何雅涛
出版发行：中山大学出版社
电　　话：编辑部 020 - 84110771，84113349，84111997，84110779
　　　　　发行部 020 - 84111998，84111981，84111160
地　　址：广州市新港西路 135 号
邮　　编：510275　　传　　真：020 - 84036565
网　　址：http://www.zsup.com.cn　E-mail：zdcbs@mail.sysu.edu.cn
印 刷 者：广东虎彩云印刷有限公司
规　　格：787mm×1092mm　1/16　14 印张　330 千字
版次印次：2019 年 1 月第 1 版　2021 年 1 月第 2 次印刷
定　　价：45.00 元

本书编委会

主　编　皮荣标

副主编　李　民　钟国平　邱玉文

　　　　李卓明　陈健文　陈少锐

编　委　（按姓氏笔画排序）

　　　　皮荣标（中山大学药学院）

　　　　李　民（中山大学药学院）

　　　　李卓明（中山大学药学院）

　　　　邱玉文（广州博济医药生物技术股份有限公司）

　　　　陈少锐（中山大学中山医学院）

　　　　陈江英（中山大学药学院）

　　　　陈健文（中山大学药学院）

　　　　钟国平（中山大学药学院）

前　言

21世纪经济社会的高度发展，对医药学教育产生了深刻的影响。实验教学是对医药专业学生的实践能力和创新能力培养的重要方法和途径。药理学是医药学各专业重要的基础课程，其科学理论源自新药创新实验和临床实践检验，为重要的课程之一。药物发现的综合性系列大实验是药理教学中不可缺少的组成部分，是为了完善药学本科教学体系，使药学系本科生掌握药物研发的基本技术与方法，熟悉新药发现的常规流程，了解药物筛选的模型及疾病模型的复制等理论与实验技能，培养学生综合应用所学药学专业知识。在本课程的教学实践中，使学生进一步巩固所学的基础理论，掌握药物研发实验的基本操作方法和技能，培养学生理论联系实际、科学严谨的工作程序与求实作风。

药物发现的综合性系列大实验教材是实施实践教学的重要依据，也是提高实验教学质量的重要保证。为适应药学教学改革的需要，培养实用创新人才，编者根据多年的教学和新药评价经验，结合教学和新药申报的要求编写了本书。

本书为高校医药相关专业药理学课程的配套实验教材。全书紧扣药理学课程教学要求，密切结合医药行业应用实际需要，体现系统性、科学性、实用性与创新性。教材分为基础理论与实践应用部分，包括药物筛选的方法与技术、药效学研究方法与技术、非临床药代动力学研究的方法与技术和安全药理学研究方法与技术的理论与实践两部分内容。本书的特色之处在于紧扣医药行业需求，介绍和实践在理论基础指导下的实用技术技能，促使产、学、研相结合，力求学以致用。本书旨在帮助学生在系统学习药理学的同时，加深学生对药理基本知识、基本理论的理解，加强学生对药理实验技术技能的掌握，培养学生的动手能力、创新能力和解决实际问题的能力，学习后能很快胜任药物筛选和成药性评价的工作。本书可供高校医药相关专业本科、专科学生使用，也可作为药理学实验研究工作者和从事药物评价的科研人员的参考用书。

由于编者水平有限，书中不妥之处在所难免，恳请广大专家、师生批评指正，使之更加丰富、完善，更适合医药创新人才的培养。

编者
2018年7月于广州

目 录

第一编 理 论 基 础

第二编　实　　验

附　录

第一编 基础理论

第一章 药物筛选的方法与技术

一、概述

药物筛选就是对新的可能被研制成药物的各种物质，包括天然的或化学合成的化合物、蛋白多肽、天然产物和海洋产物等，应用适当的筛选方法和筛选技术，检测其可能存在的药理活性，确定待研究的先导化合物，为开发新药提供实验依据。这一研究过程是待开发药物从实验室研究到临床应用的重要纽带，也是提高研发效率、缩短周期、减少成本、降低风险，使新药研发能够持续进行的关键。药物筛选历史悠久，所采用的筛选技术、筛选方法也在不断进步；而新技术的应用，促进了药物筛选的发展。目前，药物筛选技术大致可以分为四种，即分子水平筛选、细胞水平筛选、整体动物水平筛选和虚拟筛选。

二、药物筛选新技术

（一）分子水平筛选技术

生物大分子是构成生命的重要基础物质，主要包括核酸、蛋白质和糖类等。生命现象的发生依赖于大分子的结构和功能以及生物大分子之间的相互作用。因此，对其结构和功能以及分子间相互作用的研究，有助于在分子水平上认识生命的本质。以病理模型中起关键调控作用的生物大分子为靶标，运用高科技手段进行药物筛选，从而发现有生物活性的药物，是一种广泛应用于药物筛选的方法。

1. 高通量药物筛选技术

高通量筛选（high-throughput screening，HTS）技术产生于 20 世纪 80 年代后期，

它是在传统的筛选技术的基础上，应用先进的分子生物学、细胞生物学、计算机和自动化控制等学科寻找新药的一种高新技术，是利用以药物作用靶点为主要对象的细胞和分子水平的筛选模型，根据样品和靶点结合的表现，判断化合物生物活性的一种技术方法，具有微量、快速、灵敏、准确和高效等特点。

HTS 体系由 5 部分组成：①化合物样品；②分子细胞水平的特异性体外体内筛选模型；③ 高灵敏度检测系统；④ 自动化操作系统；⑤数据库管理系统。化合物样品主要从天然产物和人工合成化合物中分离纯化。从天然产物中分离出的化合物，母核结构和活性基团是长期自然选择形成的，所表现出来的生物活性具有人工合成化合物所不能比拟的优势。与此同时，组合化学和组合化合物库的应用就是为了适应 HTS 而发展起来的新兴领域，不仅为创新药物的发现提供了基础，也对 HTS 效率提出新的要求，使 HTS 朝着日筛选规模越来越大、速度越来越快的方向发展。目前，已经形成了可日筛选 10 万样次的超高通量筛选技术（ultra high throughput screening, uHTS）。

HTS 筛选模型以分子水平居多。根据生物分子的类型，分子水平的药物筛选模型主要分为受体、酶、离子通道、基因和其他类型的模型，其特点是药物作用靶标明确，应用这些模型可以直接得到药物作用机制的信息。以作用于酶的药物筛选为例，主要是观察药物对酶活性的影响。将酶、底物、待筛选药物及相应的溶剂通过自动化的移液操作系统加入到微孔板中，反应后，将微孔板放入到具有高灵敏度的检测系统中，如酶标仪，根据反应体系的特点，进行光吸收检测、荧光检测或者化学发光检测等，检测结果通过强大的计算机处理系统分析处理后导出，从而筛选出有活性的药物。整个过程可以完全自动化，高效快速，减少人为因素干扰，提高实验结果的准确性和可靠性（图 1 - 1 - 1）。

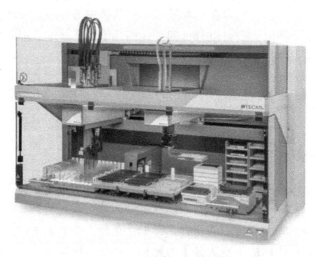

图 1 - 1 - 1 高通量筛选系统

2．表面等离子共振技术

表面等离子共振（surface plasmon resonance，SPR）是指当一束平面单色偏振光以一定角度入射到镀在玻璃表面的薄层金属膜上发生全反射时，若入射光的波向量与金属膜内表面电子的振荡频率相一致，则光线被耦合入金属膜，引发电子共振。共振的产生会使反射光的强度在某一特定的角度大大减弱，反射光消失的角度称为共振角。共振角的大小随金属表面折射率的变化而变化，而折射率的变化又与金属表面结合物的分子质量成正比。由此，20 世纪 90 年代，发展出了应用 SPR 原理检测生物传感芯片（biosensor chip）上的配体与分析物作用的新技术。

在 SPR 技术中，待测生物分子被固定在生物传感芯片上，另一种被测分子的溶液流过表面，若二者发生相互作用，则芯片表面折射率会发生变化，从而引起共振角的改变，通过检测该共振角的变化，来实时监测分子间相互作用的动力学信息。虽然 SPR 筛选通量不及 HTS，但其不需要任何标记，能在更接近生理溶液环境中直接研究靶标和分析物的相互作用，因此 SPR 在药物研究中占据着重要地位。SPR 技术主要应用于核酸和小分子、蛋白和小分子、蛋白和蛋白、核酸和蛋白之间的相互作用分析，得到两者之间的相互作用曲线及动力学参数，为进一步的研究提供可靠的数据支撑。

3．基因工程技术

基因工程技术也被称为重组 DNA 技术，将基因工程技术方法（如重组受体、转基因动物、基因探针等）应用于药物筛选中，在发现和研制新药过程中有非常重要的作用。

（1）重组受体与药物筛选。受体技术（receptor technology，RT）就是利用从器官中分离出的细胞膜受体，将其作为模型，在体外试管中研究药物。传统受体是从大量的组织匀浆中提取制备的，随着分子生物学技术在药理学领域中的渗透，研究者能够把受体或受体的亚型从人体组织中克隆出来，然后再在微生物或哺乳动物细胞内表达。由于受体参与机体的各种生理和病理过程的调控，并且是药物作用的主要靶点之一，因此，应用重组受体筛选药物得到重视和应用。重组受体与传统受体的实验相比较，具有人源性基因、受体纯度高、制备量大和经济实用等特点。目前，已经建立了多种重组受体并应用于药物筛选，如亲代谢型谷氨酸受体、神经肽 Y 受体、A3 肾上腺素受体以及各种细胞因子可溶性受体和各种脂蛋白受体等。但重组受体存在的问题为：发现疾病通路的关键靶点是一项艰苦的工作，异源表达有一定的困难。

（2）基因探针与药物筛选。基因探针是指能识别特异性碱基顺序的有标记的单链 DNA（或 RNA）分子片断。将基因探针与被检测的基因中的同源互补序列杂交，从而检测出所要查明的基因，称之为基因探针技术。目前，研究者已经尝试将此技术应用于新药筛选中。例如，研究发现红霉素、四环素、利福霉素和两性霉素等重要的抗生素，均作用于多聚乙酰生物合成途径，同样作用于这一生物合成途径的放线紫红素，在其生物合成基因簇完全研究清楚后，已经建立了以 actⅠ、actⅡ等基因片段作为探针，应用 DNA-DNA 同源杂交技术（southern 印迹），直接筛选产生作用于多聚乙酰途径的抗生素产生菌的方法。

（3）基因芯片技术与药物筛选。基因芯片技术是将核酸片段种植到一个支持物上（如膜、玻璃或塑料核硅片等），与检测样品杂交后由标记分子对杂交体进行标记，经自动阅读设备分析杂交结果。基因芯片是近年来发展起来的一种能平行、快速地检测基因图表及基因表达的技术方法，是药物筛选的有力工具，在药物靶标筛选、药理学、药物基因组学、毒理学和改变药物作用方式等方面均有广泛的应用。利用基因芯片可进行准确、快速和大信息量的检测，不但缩短筛选所需的时间，而且基因芯片能同时对全部基因变化进行跟踪检测，从基因水平解释药物的作用机制，使开发的新药的安全性得到明显提高，它的突出特点是高通量、高集成、高平行性、微型化及自动化。基因芯片法现已应用于抗菌药物的研究与开发，如病原体的确定、结核分枝杆菌利福平抗药性基因的筛选等。其他应用的领域还包括抗肿瘤药物、内分泌激素类药物等的筛选。更重要的是，用基因芯片技术来筛选和研究开发我国的中药资源，适合我国的国情，可研究开发具有自主知识产权的新药，对于改变我国制药业长期落后的现状，意义重大。

（二）细胞水平筛选技术

细胞生物学研究已经成为生命科学研究领域中最为重要的部分，尤其步入后基因组时代，科学家们不再简单割裂地研究单个基因或单个蛋白的功能，他们开始从一个功能整体的角度去考虑问题。HTS 技术单指标的筛选方法，已经不能满足药物发现的需要，而且也不利于对化合物活性的综合评价。因此，以多指标多靶点为主要特点的高内涵药物筛选（high content screening，HCS）技术应运而生。HCS 的仪器一般由白色连续光源、多通道滤光片（适于常用的荧光染料）、显微镜模块和进行图像获取的高速高分辨率的 CCD 照相机组成，同时还可以配备细胞培养和自动加样模块进行长时间全自动的实验分析。基于激光的硬件聚焦系统使得自动对焦在 200 ms 之内，再结合软件聚焦，完善了对拍摄对象的快速定位和图像获取。除了图像获取部分外，图像采集、图像分析和数据储存也是高内涵药物筛选设备的主要组成部分（图 1 - 1 - 2）。

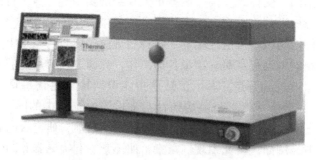

图 1 - 1 - 2　高内涵筛选系统

从 20 世纪 70 年代，Talyor 最早提出高内涵概念开始，该课题组一直致力于开发定量研究细胞的新工具。1996 年，Talyor 成立了 Cellomics 公司，并于 1999 年研制开发并生产了世界第一台商用 HCS 仪器。进入 21 世纪，单克隆抗体技术、细胞的制备方法、荧光染料的开发、仪器设备的改进以及计算机的发展，使得 HCS 技术作为一项生物检测技术日臻完善，应用领域日趋广泛。

HCS 模型主要建立在细胞水平，涉及的靶点包括细胞的膜受体、胞内成分和细胞器等，通过观察和分析样品对固定或动态细胞的形态、生长、分化、迁移、凋亡、代谢及信号转导等多个方面的作用，最终确定样品的活性和可能的毒性。HCS 技术克服了以往细胞研究领域的"串行"研究方法（即细胞周期→细胞毒理→信号转导→代谢调控等）效率低、速度慢的弱点，在同一个实验中，就可以完成各种对于细胞生理现象本质的研究。这不仅大大提高了研究效率，降低了研究成本，避免了大量的重复劳动，还获得了比之前成倍，甚至成百倍的海量数据，为各项研究提供了第一手实践材料。

（三）整体动物水平筛选

用整体动物进行药物筛选，是长期以来倍受重视的方法。单纯从新药筛选的角度看，整体动物筛选模型的最大优点是可以从整体水平直观地反映出药物的治疗作用、不良反应以及毒性作用。由整体动物模型获得的筛选结果，对预测被筛选样品的临床价值和应用前景具有十分重要的价值。整体动物模型包括正常动物和疾病动物模型。由于正常动物并不能充分反应药物在病理条件下的治疗作用，在药物筛选中应用更多的是整体动物疾病模型。因此，研究和制备更多的整体疾病动物模型，成为药物研究领域长期的重要课题。理想的疾病动物模型应具备的基本条件是病理机制与人类疾病的相似性、病理表现的稳定性和药物作用的可观察性。由于整体动物的特殊性，决定了药物筛选的过程主要依赖于手工操作，而且只能对有限的样品进行筛选，特别是人类目前在实验动物身上复制出的动物疾病模型还十分有限，使用整体动物模型筛选新药具有显著的局限性、低效率和高成本等不足之处。

转基因动物是用实验方法将外源性基因导入动物的染色体基因组内成功进行整合，并能遗传给后代的一类动物。由于转基因动物在医学研究中可以真实地体现目的基因的活动特征，把整体水平、细胞水平、分子水平的研究有机地联系起来，可在不破坏原有机体运作系统的前提下，对一个或多个因素进行研究，使问题简单化。利用转基因动物可建立敏感动物品系和与人类相同疾病的动物模型，将其用于药物筛选，避免了传统动物模型与人类某种症状相似的疾病在致病原因、机理方面不尽相同的缺点，其结果准确、经济、实验次数少，大大缩短了实验时间，已经成为研究者进行"药物筛选"的一种实用的科技手段。目前，培育出较多用于药物筛选研究的转基因动物，已在抗肿瘤药物、抗艾滋病病毒药物、抗肝炎病毒药物、肾脏疾病药物、抗老年痴呆药物、抗帕金森病药物等的筛选中取得了突破性进展。

目前，转基因动物存在的问题有：选择实验动物的种属差异、性别不均衡，转基因产物并不一定能长期表达，目的基因能否准确地定位于等位基因上等技术性问题。另外，建立转基因动物模型需明确疾病的基因背景和克隆表达。不过，随着转基因动物技术日臻完善，以目前的发展趋势看，转基因动物作为疾病模型用于药物筛选具有广阔的应用前景。

（四）虚拟筛选

药物虚拟筛选是一门应用信息科学、计算机科学、生物计算数学、比较生物学等学科的观点和方法对生命现象及其组成分子（核酸、蛋白质等）与药物分子或化学结构间的相互作用进行研究的学科。它以计算机为工具，以互联网为平台，对生物信息进行提取、储存、加工和分析，用信息理论和生物数学的方法去理解和阐述生物大分子与药物分子间相互作用，最终对它们进行处理和应用。

传统药物研究周期长，针对性差，不能做到"快速筛选，精准开发"。药物虚拟筛选通过数学和计算机的分析手段将生命的数据（基因和蛋白）变为可商业化的信息，从而大大缩短药物及生物技术产品开发的时间。药物虚拟筛选可以帮助研究者有目的地了解研制药物的信息，建立自主信息系统，选定目标，针对病因及发病机制开发药物；可以设计正常与疾病状态下生化代谢途径的计算机模型，并在此模型上确定最佳治疗点，获得理想的药理作用目标；更有利于新药的理性设计、从已有药源（天然药物等）筛选未被发现或利用的新活性物质等。同时，可在很短的时间内对上万种待筛选样品进行筛选，使药物筛选速度加快，并对基因变化进行跟踪检测，那些在传统药物筛选方式下难以察觉的副作用也会立即表现出来，极大地提高了新药研发速度。然而，虚拟筛选的所有结果都需要最后的生物学验证。

三、药物筛选技术的应用及研究现状

（一）国内外药物筛选技术的应用研究现状

高通量筛选（HTS）自提出之日起就显示了其强大的生命力，近 10 年来的发展更确定了其无可比拟的优势。西方国家的大制药公司纷纷投入巨资研究和开发 HTS 技术，并利用它进行日常筛选。比如，通过在心律失常发生发展中具有关键作用的离子通道靶点的研究，提出了具有良好理论和试验基础的抗心律失常靶点假说；用于筛选炭疽致死因子抑制剂；应用报告基因检测和 3-DQSAR 分析方法高通量筛选蜕皮激素特效药。HTS 技术为寻找一些治疗严重疾病的药物开辟了新路，如其在 Ⅱ 型糖尿病药物筛选中的应用就是典型例证。在此基础上，随着生物芯片等生物科技的引入，HTS 技术逐步向超高通量药物筛选发展。

HCS 技术的问世揭开了药物筛选研究新的一页，使人们从疾病相关基因调控通路和网络水平上研究药物的作用机制、代谢途径和潜在毒性等，也使在细胞水平全面评价活性化合物的成药性成为可能。作为药物筛选技术发展前沿的 HCS 已在新药研究的多个方面开始应用，并且随着其操作系统和应用工具的不断开发，成为基于细胞的药物筛选靶点优化、二次筛选、先导化合物的确立以及药物结构与功能关系研究的重要技术手段。HCS 技术在细胞生长、细胞与细胞器形态学变化、信号传导通路和细胞毒性等研究中的应用，进一步体现了它在实际应用中的巨大潜力。

（二）药物筛选技术的前景与展望

就当前新药筛选的两大技术而言，HTS 技术研究在国内外已比较成熟，并且得到了广泛应用。但应用 HTS 发现创新药物也存在一些问题，如体外模型的筛选结果与整体药理作用的关系，对 HTS 模型的评价标准，筛选模型的新颖性和实用性的统一以及新的药物作用靶点的研究和发现等，仍然是目前药物筛选领域研究的重要课题。HCS 技术虽尚处于发展初期，但它的巨大潜力和在新药研发领域将要占据的地位不容小视。随着现代科学技术的发展，HCS 还将被不断完善与发展，尤其是在荧光检测、HCS 筛选试剂、多功能多参数筛选方法以及与之匹配的软件开发应用等方面都有待进一步发展。

四、抗肿瘤药物的筛选方法

（一）动物移植性肿瘤实验法

1. 概况

迄今为止，动物移植性肿瘤实验法仍是最通用的方法。现有移植性肿瘤接种成功率接近 100%，可在同一时间内获得大量（几十至数百只或更多）生长相对均匀的肿瘤，以供实验所需。动物多选用小鼠，偶亦见大鼠和地鼠，雌雄皆可，但每批实验只用一个性别；一般给药 7～14 d，在第 8～15 d 可解剖动物获得结果。本方法可以判断在动物耐受剂量下，药物是否有明显抑制肿瘤生长的作用，这是任何体外试验不能代替的，其结果可作为判别抗癌药物临床疗效的根据。

在筛选抗肿瘤药物时，一种药物未必对各种类型的动物移植性肿瘤都有效，选择单一瘤株来筛选可能漏筛药物，特别是当动物肿瘤的生物学特点与人的有较大差距时，假阴性的可能性更大。因此，最好采用 3 种瘤株，即肉瘤、腹水性肿瘤和白血病瘤株，国内常采用 S180、艾氏癌腹水型和小鼠白血病瘤株。此外，由于动物瘤株恶性程度高，生长迅速，对药物的敏感性比人类自发的癌瘤高得多，因此认为本法的命中率低。美国国立癌症研究所为了寻找对人癌特定细胞有效的药物，采用人癌（主要是肺癌、结直肠癌、乳腺癌、肝癌、胃癌等）细胞株经体外试验法初步筛选有效的药物，然后将人癌细胞接种到 T 细胞免疫缺陷的裸小鼠或免疫抑制小鼠造模，以确证药物对人癌的作用。对于新药，我国在常规方法第一轮筛选有效的基础上，也推荐用人癌细胞异种移植模型进行第二轮筛选。

2. 瘤株选择

目前，临床上常用的抗肿瘤药多数是先经动物移植性肿瘤筛选而发现。从寻找新药的角度来看，按照我国目前的条件和情况，筛选细胞毒性药物可选用肉瘤 S180 实体型、艾氏癌腹水型（EAC）、肝癌 Hep 腹水型（HAC）或实体型（H22）、Lewis 肺癌 LL/2、白血病 P388 或 L1210、黑色素瘤 B16、肉瘤 S37、肠癌 C38、C26 及瓦克癌肉瘤 W256 等瘤株。

3. 疗效评价

（1）实体瘤要求模型对照组小鼠平均瘤重不小于 1 g，且瘤重小于 0.4g 的小鼠不超过 20%。其疗效以肿瘤抑制率（tumor inhibition ratio）表示。计算方法如下：

$$肿瘤抑制率（\%）=（1-T/C）\times 100\%$$

其中，T 指给药组平均瘤重，C 指模型对照组平均瘤重。

当天然药抑制率大于 30%，化学药大于 40%，且经统计学处理有显著差异时，认为药物可能有效，需继续重复，连续 3 次，若疗效稳定，则评定此药有一定疗效。

（2）腹水性肿瘤实验期间逐日记录动物的死亡情况。模型对照组动物通常在 2 ～ 3 w 内全部死亡，个别存活时间太长需剔除，但各组亦应相应剔除 1 只。如治疗期间模型对照组动物于 7 d 内的死亡率超过 20%，则表示实验失败；若对照组 20% 动物存活 4 w 以上，则实验亦应作废。治疗组观察时间一般为 30 d（生存超过此限者，仍按 30 d 计算）。其疗效以生长延长率表示，T 为给药组平均存活时间，C 为模型对照组平均存活时间，计算公式如下：

$$生长延长率（\%）=（T/C-1）\times 100\%$$

（二）肿瘤细胞体外筛选法

分子药理学、细胞生物学、分子生物学和生物化学等学科的发展为药物筛选提供了新的方向。细胞水平的药物筛选模型具有药物用量少、药物作用机制比较明确和大规模筛选等优点。目前，在细胞水平上对抗肿瘤天然药物的筛选主要是采用选取几种肿瘤细胞系，以培养细胞为实验模型，用结晶紫染色测定法、噻唑蓝法、丽丝胺罗丹明 B 法等检测天然药物及其提取物或单体的体外抗肿瘤作用。

（三）作用微管蛋白的天然抗肿瘤药物的筛选方法

微管（microtubule）是由 αβ 微管蛋白异二聚体聚合而成的管状聚合物，是真核细胞骨架的重要组成部分。微管参与许多细胞功能，包括维持细胞形态、胞内物质的运输、细胞器的定位、鞭毛和纤毛的运动、染色体运动和细胞分裂等。无论是促进微管蛋白聚合、稳定已形成的微管类药物，还是抑制微管蛋白聚合类药物，都通过影响肿瘤细胞的有丝分裂过程，使其生长受到抑制。作用于微管的药物如紫杉醇（paclitaxe l，Taxol）和长春新碱正是通过上述机制达到抗肿瘤目的，且与其他类型药物相比具有更好的疗效。因此，微管已成为临床治疗肿瘤的有效靶点。

（四）应用肿瘤新生血管生成抑制的筛选方法

实体瘤的生长、浸润和转移依赖于血管生成。肿瘤的新生血管是实体瘤发生发展的一个重要因素，它为肿瘤的生长提供必需的营养和氧气。在其生成过程中血管内皮生长因子以及酪氨酸激酶受体具有极其重要的作用。目前，已发现有许多天然药物及其有效成分可以通过多种途径来抑制肿瘤新生血管的生成，如人参皂苷 Rg3 和熊果酸等。

（五）端粒酶活性为作用靶点的筛选方法

端粒酶是维持端粒长度的逆转录酶，端粒酶的存在，能够修补 DNA 复制的缺陷，让端粒不会因细胞分裂而有所损耗，使得细胞分裂的次数增加，对细胞增殖、衰老及永生化和癌变起重要作用，在多数肿瘤中表达较高。实验证明端粒酶与恶性肿瘤密切相关，如果端粒酶疗法进展顺利的话，将有望成为肿瘤治疗的新手段。因此，端粒酶已成为当前肿瘤治疗的新靶点。

（六）以 DNA 拓扑异构酶为靶点筛选天然抗肿瘤药物

DNA 拓扑异构酶（DNA topoisom erases）是真核细胞和原核细胞中的基本酶，广泛分布于细胞核内，通过 DNA 链的切割、转移和再连接来改变 DNA 的拓扑结构。DNA 拓扑异构酶在细胞代谢过程中起着极其重要的作用，如 DNA 复制、基因转录、翻译、DNA 重组和有丝分裂等。抗癌药物喜树碱（camptothecin）及其衍生物的作用靶点是真核生物 DNA 拓扑异构酶 I，吖啶类化合物、鬼臼毒素类化合物、异黄酮类化合物、阿霉素等则作用于真核生物 DNA 拓扑异构酶 II。这些药物可通过抑制 DNA 拓扑异构酶 I、II 引起 DNA 双螺旋的一条或两条链的断裂，从而导致肿瘤细胞的死亡。

（七）应用调节细胞信号转导通路的筛选方法

在细胞中，各种信号转导分子相互识别、相互作用，将信号进行转换和传递，构成信号转导通路（signal transduction pathway）。跨膜信号转导的一般步骤包括：特定的细胞释放信息物质，信息物质经扩散或血循环到达靶细胞，与靶细胞受体特异性的结合，受体对信号进行转换并启动细胞内信使系统，靶细胞产生生物学效应。在肿瘤生长、转移过程中起重要作用的一些生长因子及其受体都是通过信号转导起作用的。细胞信号转导异常，会导致恶性肿瘤快速增殖、无限生长。随着近年来分子肿瘤学、分子药理学的发展，信号转导在肿瘤形成过程中的作用机制正在逐步被阐明，信号转导通路已成为抗肿瘤药物研究的新靶点。近年来，部分抗肿瘤药物的研发已从传统的细胞毒药物转移到针对肿瘤细胞信号转导通路的新型抗肿瘤药物。正常细胞和肿瘤细胞在多种信号转导通路的关键组分之间存在巨大差异，因此，靶向这些组分的抗肿瘤药物具有高选择性、高效、低毒的特征。目前，药物干预肿瘤细胞信号转导通路主要是通过环腺嘌呤核苷酸－蛋白激酶 A 通路、酶联受体信号通路、磷脂酰肌醇信号通路、钙和钙调蛋白通路等几个通路实现。

（八）天然药物诱导肿瘤细胞凋亡的筛选

与细胞坏死不同，细胞凋亡不是一个被动的过程，而是主动的过程，它涉及一系列基因的激活、表达以及调控等过程，它并不是病理条件下自体损伤的一种现象，而是为更好地适应生存环境而主动争取的一种死亡过程。细胞凋亡是为维持内环境稳定，由基因调控的细胞主动启动的有序过程死亡，因此，又称程序化细胞死亡。细胞凋亡是一个细胞质浓缩，细胞核崩裂，微粒消失，细胞膜皱缩，染色质浓缩继而解体，DNA 裂解，最后形成凋亡小体的过程。细胞增殖、分化和凋亡调节系统的失常将导致细胞恶性生长分裂。研究发现，许多抗肿瘤药物均通过抑制肿瘤细胞增殖、诱导肿瘤细胞凋亡来发挥抗肿瘤作用。

（李　民　皮荣标）

第二章 非临床药代动力学研究的方法与技术

一、概述

药代动力学（pharmacokinetics）简称为药动学，它是以动力学的基本原理和基本规律为理论基础，研究药物在体内吸收（absorption，A）、分布（distribution，D）、代谢（metabolism，M）和排泄（excretion，E）等过程，即 ADME 体内过程，并运用数学图解或方程计算等来阐明其动态变化规律。药代动力学研究旨在阐明药物在机体内的吸收、分布、代谢和排泄的规律，是全面认识机体与药物间相互作用不可或缺的重要组成部分，涉及新药设计与评价、制剂筛选、药物相互作用、药物浓度监测、PK/PD（药动学/药效学）等研究领域，可为新药研发、老药再评价、临床制定或调整合理用药方案等提供参考依据，在促进新药研发的效率和质量、探讨药物体内作用机制、合理拟定或调整个体给药方案等方面都具有十分重要的意义。

二、药物的体内过程

药物的体内过程是药物经过给药部位进入体内直至排出体外的过程，包括药物的吸收、分布、代谢和排泄，即 ADME 四个基本过程。其中，分布、代谢和排泄是机体处置的过程，可统称为药物处置（disposition）；代谢和排泄是机体消除药物的方式，可合称为药物消除（elimination）。药物的体内过程直接影响到药物在机体作用部位的浓度和有效浓度维持的时间，从而决定药物作用的发生、发展和消失。因此，药物的体内过程是药物发挥药理作用、产生治疗效果的基础，是临床制定用药方案的依据。

1. 药物的吸收

药物从给药部位进入血循环的过程称为吸收。不同的给药途径有不同的药物吸收过程和特点。临床上的给药途径除局部用药外，一般包括血管内（动脉、静脉）给药途径和血管外（口腔、胃肠道、肌内、皮下、肺和直肠）给药途径。前者药物直接进入血循环无吸收过程，后者通过吸收过程进入血循环。

2. 药物的分布

药物从给药部位进入血循环后，通过各种生理屏障向机体各组织转运，称之为分布。药物在体内的分布不均匀，有些组织器官分布浓度较高，有些组织器官分布浓度较低。影响药物分布的因素主要有：组织血流量、药物的组织亲和力、血浆蛋白结合、体液的 pH 和药物的理化性质及体内屏障等。

3. 药物的代谢

药物的代谢（metabolism）又称生物转化（biotransformation）或药物转化，是指药物在体内经酶或其他作用而发生的化学结构改变。阐明代谢规律对于掌握药物或毒物的作用至关重要，其意义在于：①许多脂溶性药物代谢生成的代谢物通常是极性较母药增大，水溶性增强，易从肾脏或胆汁排出。②多数药物经代谢后活性降低，即从活性药物变成无活性的代谢物，可称灭活（inactivation）。③某些无活性药物或前体药物（prodrugs）经代谢后形成活性代谢物，可称激活（activation）；也有的活性药物转化成仍具有活性的代谢物，但与母药相比，它们的作用或体内过程可能发生不同程度的改变。④有些药物等外源性化合物经生物转化后可形成毒性代谢物。药物在体内代谢后，最终目的是使其脂溶性降低、极性增加、易排出体外。

4. 药物的排泄

药物的排泄是药物原形物或其代谢物排出体外的过程，是药物体内消除的重要组成部分。肾排泄与胆汁排泄是最重要的途径。此外，还有肠道排泄和其他途径的排泄，如汗液、唾液、泪液等排泄。

三、药代动力学参数

药代动力学参数是指可反映药物药动学特征的常数。描述药物在机体内的过程的药代动力学参数主要有：

1. 速率常数

速率常数（rate constant，K）是描述速率过程的一组重要的动力学参数，它使转运速率过程用一个简单的数字表示。测定速率常数的大小，可定量地比较药物转运速率的快慢，速率常数越大，转运过程越快。主要包括一级吸收速率常数（Ka）、一级消除速率常数（Ke）、一级尿液排泄速率常数（Ku）等。

2. 半衰期

生物半衰期（biological half-life time）是指药物效应下降一半的时间，血浆半衰期（plasma half-life time，$t_{1/2}$）是指药物的血浆浓度下降一半所需的时间。药代动力学的计算，一般是指血浆半衰期，某些药物也采用血清或全血半衰期，但此时应加以说明。

消除半衰期是指消除相时血浆药物浓度降低一半所需的时间，可以反映药物在体内（包括尿排出、生物转化或其他途径的消除）消除速度。经过 5 ~ 7 个半衰期，体内的药物绝大部分已消除。然而，半衰期可因用药剂量、年龄、蛋白结合、合并用药、疾病（特别肝和肾）、影响尿排泄的 pH 等因素而改变，因此，药物的消除半衰期在调整给药剂量和调整给药间隔时间等方面有重要的作用。但当药物在体内符合一级动力学过程时，其消除半衰期与血药浓度水平无关。

3. 表观分布容积

药物进入机体后，不同组织与体液中的实际药物浓度并不相同。但在进行药代动力学计算时，可设想药物是均匀地分布于各种组织与体液中，且其浓度与血液相同，在这种假设条件下药物分布所需的容积称为表观分布容积（apparent volume of distribution，V_d）。因此，表观分布容积是一个数学概念，并不代表具体的生理空间，用来估算在给予一定剂量的药物后，机体接触药物的程度与强度。它是反映给药剂量或体内药物总量与血浆药物浓度相互关系的一个比例常数。

表观分布容积的生理意义及应用主要有：

（1）估算血容量及体液量。

（2）反映药物分布的广度和药物与组织结合的程度。

（3）根据表观分布容积调整剂量。

4. 清除率

清除率（clearance，CL）是指单位时间内机体清除药物的速率，其单位有：L/h，mL/min 等。总清除率包含肾外清除率和肾清除率。总清除率等于各清除率的总和。

5. 血药浓度－时间曲线下面积

以血浆药物浓度（简称血药浓度）为纵坐标，以相应时间为横坐标，绘出的曲线为血药浓度－时间曲线（简称药－时曲线），坐标轴和血药浓度－时间曲线之间所围成的面积称为血药浓度－时间曲线下面积（area under the curve，AUC），简称曲线下面积。它可间接反映药物进入体内循环的总量，这在连续给药时比给药速度更为重要。AUC 是获得药物生物利用度的基础，也是"统计矩"学说相关参数的基础。

6. 血药峰浓度与达峰时间

达峰时间（T_{max}）指药物在吸收过程中出现最大血药浓度的时间。血药峰浓度（C_{max}）指药物在吸收过程中出现最大血药浓度。T_{max} 和 C_{max} 通常是指给药后的峰时间和峰浓度。为了方便计算，对于静脉注射给药的药动学数据的 T_{max} 常为 0，此时，C_{max} 就等于 C_0。T_{max} 和 C_{max} 可用公式计算，也可以根据血药浓度－时间曲线图估测 T_{max}，并读取 C_{max}，或直接应用实测数据中的 T_{max} 和 C_{max}。如果直接采用实测数据，要求在 T_{max} 和 C_{max} 周围，设计的采样点应多些、密集些，以便提高估测的准确性。

7. 生物利用度

生物利用度（bioavailability，F）指药物从制剂释放后，被吸收进入全身血循环的速度和程度，是生物药剂学（biopharmaceutics）的一项重要参数，是评价药物制剂质量的重要指标，也是选择给药途径的依据之一。

血管外给药后，可通过绝对生物利用度与相对生物利用度反映药物从制剂释放后，被吸收进入全身血循环的程度。绝对生物利用度指血管外给药后，吸收进入血循环的药物量占所给予的药物总量的比例；相对生物利用度指通过血管外途径给予两种制剂，二者吸收进入血循环的药物量在等剂量条件下的比例。

8. 稳态血浆浓度

对于大部分疾病的治疗，往往需要经过连续多次给药，才能达到有效的治疗目的。在恒定给药间隔时间重复给药时，可产生一个"篱笆"型的血浆药物浓度曲线，如果给药间隔短于完全清除药物的时间，药物可在体内积累，随着给药次数的增加，药物在体内的积累越来越多，当一个给药间隔内的摄入药量等于排出量时，此时的血浆浓度称为稳态血浆浓度（steady state plasma concentration，C_{SS}）。

此时，任一间隔内的药物浓度时间曲线基本相同，但血药浓度在一定范围内波动。在每一次给药后都会出现最大的血药浓度［峰浓度 peak concentration，$(C_{SS})_{max}$］和最小的血药浓度［谷浓度 trough concentration，$(C_{SS})_{min}$］。峰浓度与谷浓度的大小与单位时间的用药量有关（给药速率），即与给药间隔时间（t）和给药剂量（维持剂量，D_m）有关。当维持剂量一定时，给药间隔越短，稳态血药浓度越高，波动越小；给药间隔一定时，给药剂量越大，稳态血药浓度越高，但峰浓度与谷浓度的比值不变；不管给药间隔与给药剂量的大小如何，经过 5 个半衰期后，药物血浓度水平趋近稳定状态，6～7 个半衰期后，达到稳态水平。

因此，药物到达稳态的时间只与其半衰期的长短有关，一般给药后 6～7 个半衰期到达稳态。因此，对于那些半衰期长（如半衰期为 24 h，则需要 6～7 d 达到稳态）的药物来说，为了使血药浓度尽早达到稳态发挥疗效，常常先给予一个负荷剂量，然后给予维持剂量。

临床使用药物，最佳效果是维持药物的 $(C_{SS})_{max}$ 小于药物的最低中毒浓度，$(C_{SS})_{min}$ 大于药物的最低有效浓度。

9. 积累系数

积累系数（R）又称为积累因子，用来反映多次给药后，药物在机体内的积累程度。

药物的积累程度与药物本身的消除速率常数或半衰期以及给药间隔有关，因此，对于半衰期不同的药物，必须注意其用药间隔时间。药物积累系数乘以每次给药量即可得其稳态时的体内平均药量。

10. 负荷剂量

临床上为了使药物浓度尽快到达稳态从而尽早发挥疗效，常常先给予一个较维持剂量大的剂量使药物浓度迅速达到稳态水平，然后在预定的给药间隔时间给予维持剂量维持稳态水平，这个在第一次使用的剂量称为负荷剂量（loading dose，LD）。负荷剂量用药原则为：如给药间隔时间等于药物的半衰期，首剂（即负荷剂量）加倍。

四、非临床药代动力学研究内容与方法

非临床药代动力学研究一般采用成年和健康的动物。常用的动物有小鼠、大鼠、兔、豚鼠、犬、小型猪和猴等。实验动物选择原则如下：在考虑与人体药代动力学性质相关性的前提下，尽可能选择与毒理学和药效学研究相同的动物；尽量在动物清醒

状态下进行试验，最好从同一动物多次采样获取药代动力学参数；创新性药物应选用两种或两种以上的动物，其中一种为啮齿类动物，另一种为非啮齿类动物（如犬、小型猪或猴等）。而其他药物，可选用一种动物，建议首选非啮齿类动物。在动物选择上，建议采用体外模型比较动物与人代谢的种属差异性，包括代谢反应类型的差异和代谢产物种类及量的差异。通过比较，选取与人代谢性质相近的动物进行非临床药代评价，同时尽可能明确药物代谢的研究对象（如原形药物、原形药物与代谢产物，或几个代谢产物同时作为药代动力学研究观察的对象）。

1. 血药浓度－时间曲线测定

非临床药代动力学研究的给药剂量主要根据其药效学研究结果确定。根据动物剂量换算原则，把药效学以及剂量换算成大鼠或犬的给药剂量。一般设计 3 个剂量组，其中药动学研究的低剂量组为药效研究的最低有效剂量，高剂量组为最大耐受剂量，中间设计 1 个有效剂量作为药动学研究的中剂量。通常选择健康、成年的大鼠或犬作为药动学研究的实验动物，每个剂量组 6 只动物，雌雄各 3 只。通过血药浓度－时间曲线，提供药物的消除半衰期 $t_{1/2}$，表观分布容积 V_d，血药浓度－时间曲线下面积 AUC，绝对生物利用度 F，T_{max}，C_{max} 等参数，并提供在该研究剂量范围内，该药物的体内过程是线性动力学特征还是非线性动力学特征等信息。通常采用色谱－质谱联用技术（HPLC-MS/MS、GC-MS/MS 等）对生物样本中药物浓度进行分析检测。

2. 生物利用度研究

绝对生物利用度（absolute bioavailablity，F_{abs}）是以静脉给药制剂（通常认为静脉给药制剂的生物利用度为100%）为参比制剂所获得的试验制剂中药物吸收进入体循环的相对量，以血管外给药如口服、肺部、经皮、肌内注射给药等的试验制剂与静脉注射的参比制剂给药后的 AUC 比值来表示，反映了给药途径对药物吸收的影响，主要取决于药物的结构与性质。设计 1 个剂量组（通常采用药动学研究中的中剂量组），2 种不同的给药途径（静脉注射及血管外给药），通常 2 种不同给药途径的给药剂量相同，每种给药途径 6 只动物，雌雄各 3 只。

3. 药物组织分布研究

一般选用大鼠或小鼠进行组织分布试验，但必要时也可在非啮齿类动物（如犬）中进行。通常选择 1 个剂量（一般以有效剂量为宜，通常选择药动学研究的中剂量）给药后，至少测定药物及其主要代谢产物在心、肝、脾、肺、肾、胃、小肠、生殖腺（子宫、卵巢或睾丸）、脑、体脂、骨骼肌等组织的浓度，以了解药物在体内的主要分布组织和器官。参考血药浓度－时间曲线的变化趋势，选择至少 3 个时间点分别代表吸收相、平衡相和消除相的药物分布。若某组织的药物或代谢产物浓度较高，应增加观测点，进一步研究该组织中药物消除的情况。每个时间点，一般应有 6 个动物（雌雄各半）的数据。

特别注意药物浓度高、蓄积时间长的组织和器官，以及在药效靶组织或毒性靶组织的分布（如对造血系统有影响的药物，应考察在骨髓的分布）。必要时建立和说明血药浓度与靶组织药物浓度的关系。

4．药物排泄研究

药物排泄研究建议同时提供啮齿类（大鼠、小鼠等）和非啮齿类（犬）动物的排泄数据，通常选择 1 个剂量（一般以有效剂量为宜，通常选择药动学研究的中剂量）给药后，测定药物及其主要代谢产物在胆汁、尿和粪中的排泄情况。一般应有 6 只动物的排泄数据，雌雄各半。根据药物特性，也可选择单一性别动物，但需说明。

（1）尿和粪的药物排泄。将动物放入代谢笼内，给药后，按一定的时间间隔分段收集尿或粪的全部样品，直至收集到的样品中药物和主要代谢产物低于定量下限或小于给药量的 1%。粪样品收集后自然晾干，按时间段记录总体积，并按一定比例制成匀浆；尿液样本按时间段混匀后记录总体积。取各时间段部分尿或粪样品进行药物和主要代谢产物浓度测定或代谢产物谱（metabolite profile）分析，计算药物和主要代谢产物经尿和粪途径排泄的速率及排泄量。每个时间段至少有 5 只动物的试验数据。

（2）胆汁排泄。一般在动物麻醉下作胆管插管引流，待动物清醒且手术完全恢复后给药，并以合适的时间间隔分段收集胆汁，记录各时间段的总体积，取各时间段部分胆汁样品进行药物和主要代谢产物测定。计算药物和主要代谢产物经胆汁途径排泄的速率及排泄量。每个时间段至少有 5 只动物的试验数据。

（3）记录药物及主要代谢产物自粪、尿、胆汁排出的速度及总排出量（占总给药量的百分比），提供物质平衡的数据。

5．药物血浆蛋白结合率研究

在一般情况下，只有游离型药物才能通过脂膜向组织扩散，被肾小管滤过或被肝脏代谢，因此药物与血浆蛋白的结合会明显影响药物在体内的分布与消除的动力学过程，并降低药物在靶部位的浓度。通常需要研究体内（一般是大鼠和犬）、体外（人、大鼠和犬）的血浆蛋白结合率，以预测和解释动物与人在药效和毒性反应方面的相关性。

研究药物与血浆蛋白结合率的方法有多种，如平衡透析法、超过滤法、分配平衡法、凝胶过滤法、色谱法等。动物体内血浆蛋白结合率研究，一般采用药动学研究中的 3 个剂量，采集峰浓度附近的 3 个时间点的血浆样本进行体内研究。体外血浆蛋白结合率研究，采用人、大鼠和犬 3 个种属的新鲜血浆，根据药物的理化性质及试验室条件，选择使用一种方法进行至少 3 个浓度（包括有效浓度）的血浆蛋白结合试验，每个浓度至少重复试验 3 次，以了解药物与血浆蛋白结合率以及可能存在的浓度依赖性和血浆蛋白结合率的种属差异。

对血浆蛋白结合率高，且安全范围窄的药物，还需开展体外药物竞争结合试验，即选择临床上有可能合并使用的高蛋白结合率药物，考察其对所研究药物蛋白结合率的影响。

6．生物转化研究

对于创新性的药物，除了进行以上研究外，还需了解药物在体内的生物转化情况，包括转化类型、主要转化途径及其可能涉及的代谢酶表型。对于新的前体药物，除对其代谢途径和主要活性代谢产物结构进行研究外，还应对原形药和活性代谢产物进行系统的药代动力学研究。而对主要在体内以代谢消除为主的药物（原形药排泄 <50%），生物转化研究则可分阶段进行：临床前可先采用色谱方法或放射性同位素标记方法分析和分离可能存在的代谢产物，并用色谱－质谱联用等方法初步推测其结构。如果临床研究提示其在有效性和安全性方面有开发前景，则需进一步研究并阐明主要代谢产物的代谢途径、结构及酶催化机制。但当多种迹象提示可能存在有较强活性或毒性的代谢产物时，应尽早开展活性或毒性代谢产物的研究，以确定开展代谢产物动力学试验的必要性。

体内药物生物转化可考虑与血药浓度－时间曲线和排泄试验同时进行，应用这些试验采集的样品进行代谢产物的鉴定及浓度测定。

应尽早考察药效和毒性试验所用的实验动物与人体代谢的差异。这种差异有两种情况，其一是量的差异，动物与人的代谢产物是一致的，但各代谢产物的量不同或所占的比例不同；其二是质的差异，即动物与人的代谢产物是不一致的，这时应考虑这种代谢的种属差异是否会影响到其药效和毒性，并以此作为药效和毒性试验动物选择的依据。建议在早期非临床药代动力学研究时，进行药物体外（如动物和人肝组织匀浆、原代肝细胞、肝 S9、肝微粒体等）代谢试验，以预测动物与人体内代谢有无差异。

7. 药物代谢酶及转运体研究

药物的有效性及毒性与血药浓度或靶器官浓度密切相关。一定剂量下的血药浓度或靶器官浓度取决于该药物的吸收、分布、代谢及排泄过程（ADME），而代谢酶和转运体是影响药物体内过程的两大生物体系，是药物 ADME 的核心机制之一。因此，创新性药物的研究开发应该重点关注药物吸收和主要消除途径的确定、代谢酶和转运体对药物处置相对贡献的描述、基于代谢酶或转运体的药物－药物相互作用的评估等。

体外试验体系是评价药物代谢酶和转运体作用机制的有力手段，应结合体内试验，综合评价药物的处置过程。非临床 ADME 研究应主要采用人源化材料（如人肝微粒体、肝 S9、原代肝细胞及 P450 重组酶等），鉴定药物是否是代谢酶的底物或抑制剂。P450 同工酶之外的药物代谢酶，如葡萄糖醛酸结合酶、硫酸转移酶等，也应该在适当的情况下进行评估。

对细胞色素 P450 同工酶（CYP1A2、CYP2B6、CYP2C8、CYP2C9、CYP2C19、CYP2D6、CYP3A4 等）抑制的考察可以通过使用类药性探针底物（drug－like probe substrate）完成。抑制试验应该在酶动力学线性范围进行，即探针底物药物的浓度≤Km（米氏常数），抑制强弱通过 IC_{50} 或 Ki 判断。P450 同工酶抑制试验的思路与方法适用于其他药物代谢酶和转运体的研究评价。药物对 P450 酶的诱导应该重点对人 CYP3A4 以及 CYP1A2、CYP2B6 进行评估。体外诱导试验可运用人肝细胞多次给药后相关 mRNA 表达和/或酶活性的变化进行评价。

具有重要临床意义的外排和摄入转运体主要包括 P-gp、BCRP、OATP1B1、OATP1B3、OAT1、OAT3 和 OCT2 等，建议针对这些转运体进行研究。除此之外的其他转运体研究，在必要时也可予以考虑。

创新药物非临床 ADME 研究还应该考虑到代谢酶与转运体之间的相互影响及潜在的相互作用、人特异性代谢产物的评估等。

8．物质平衡

在临床前和临床早期阶段，特别是在毒性剂量和有效治疗剂量范围确定的情况下运用放射性标记化合物，可通过收集动物和人体粪、尿及胆汁来研究药物的物质平衡。这些研究能够获得化合物的排泄途径和排泄速率等信息，而且有助于代谢产物的性质鉴定，并通过有限的数据比较它们的体内吸收和分布特点。通过体外和动物样品中分离出的代谢产物有时可作为参比品用于临床和非临床的定量研究。同时，组织分布研究和动物胆管插管收集的胆汁能够提供药物的组织分布数据和明确胆汁清除特点。一般应采用放射性同位素标记技术研究物质平衡。

考虑到每一个化合物及其代谢产物具有各自的理化特性，在开展不同化合物的同位素标记研究时，对试验方法作慎重的调整/修改是很有必要的。

五、非临床药代动力学研究在新药研发与评价中的作用

非临床药代动力学研究在新药研究开发的评价过程中起着重要作用。在药物制剂学研究中，非临床药代动力学研究结果是评价药物制剂特性和质量的重要依据。在药效学和毒理学评价中，药代动力学特征可进一步深入阐明药物作用机制，同时也是药效和毒理研究动物选择的依据之一；药物或活性代谢产物浓度数据及其相关药代动力学参数是产生、决定或阐明药效或毒性大小的基础，可提供药物对靶器官效应（药效或毒性）的依据。在临床试验中，非临床药代动力学研究结果能为设计和优化临床试验给药方案提供有关参考信息。

1．非临床药代动力学研究贯穿于新药研发的整个过程

新药的研究与开发主要包括药物发现、药物制剂学研究、药效学和毒理学评价、临床试验等阶段，而非临床药代动力学研究在新药研发的每个阶段均发挥着重要作用。

在新药筛选和设计的初期，得到了一系列候选化合物之后，除了要通过简单的药效学试验考察其药效活性大小、通过简单的毒理试验（如 LD_{50} 测定）考察其毒性大小之外，还要考虑药代动力学方面的因素。例如，候选化合物是否容易转运到药效作用部位（如中枢神经系统用药应能通过血脑屏障）、是否有合适的半衰期、口服吸收是否良好（以便选择合适的给药途径）等。代谢途径是否复杂也会成为决定是否进一步开发的考虑因素，因为代谢途径复杂的药物将增加不同种属及不同人群间的药效与毒性的不可预测性，给进一步的开发带来困难和风险。不同的取代基团可能引起不同的生物转化，我们可以通过定向结构改造来改变药物的药代动力学特征，使其更有利于临床应用。因此，在新药筛选当中可选择一些有可能成为候选药物的代表性化合物，用少量动物或体外试验系统（Caco-2 细胞模型、体外肝系统等）进行部分药代

动力学研究，以初步揭示其代谢性质。

动物体内药代动力学研究是药效和毒理研究的重要组成部分，也是非临床药代动力学研究的主体，为药物进入临床前研究提供了最大量的药代动力学信息，也为新药的评价与进一步开发提供依据。对于创新药物，临床试验前还需要进行代谢方面的研究，特别是作为前药的药物，由于在体内产生药效和毒性的是其活性代谢物，因此临床前需要对其活性代谢物的结构、量、代谢途径等进行深入细致的研究。但对于以代谢消除为主的药物，其代谢的目的仅仅是消除，代谢物不具有生物活性，考虑到代谢研究的复杂和艰巨，部分研究（如代谢物的定量）可在临床期间完成。对代谢酶的影响、药物相互作用等研究，根据药物的具体情况，有些研究可在临床前完成，有些也可在临床期间完成，并且需要结合临床研究的一些结果进行试验设计和综合评价。例如，在人体药代动力学研究中若发现有明显的种族差异，或与动物研究结果有种属差异，则可能需要进行代谢途径和代谢酶的研究，为临床试验结果提供合理的解释；如果在Ⅲ、Ⅳ期临床试验中发现所开发的品种与联合使用的其他药物有相互作用，则可能需要考察药物对代谢酶的诱导或抑制作用、药物与蛋白结合的竞争或抑制作用等。

2. 非临床药代动力学研究在新药的研发与评价中起着重要的桥梁作用

非临床药代动力学与制剂学、药效学、毒理学和临床研究是密切联系的，通过这些联系，把这些分支学科结合在一起，形成新药研发与评价体系。

非临床药代动力学研究是制剂学研究的主要依据和工具之一，进行剂型选择时也要考虑药代动力学因素，如口服吸收不好、首过效应明显的药物不适合采用口服制剂进行开发。可以通过药代动力学比较研究（生物利用度或生物等效性）来考察制剂处方和工艺的合理性。例如，可通过局部吸收研究考察皮肤给药制剂处方中促渗透剂含量的合理性；通过动物体内药代动力学比较研究（与常释制剂或已上市缓释制剂比较）来初步考察缓释制剂处方工艺的可行性等。另外，剂型特征、具体制剂所使用的辅料、制备工艺等也是影响药代的重要因素。因此，也可以通过制剂学手段来改变药物的某些药代性质，使其更符合临床用药的需求。

在药效学方面，非临床药代动力学研究可提供药物浓度与药效的关系（PK/PD）；说明药效反应的种属差异在药代动力学方面的原因；提供药物分布与药效的关系；解释不同给药途径与药效的关系。在毒理学方面，非临床药代动力学研究可提供药物浓度与毒性反应的关系（毒代动力学研究范畴）；提示可能的毒性靶器官，例如在组织分布研究中发现骨髓蓄积，则应考虑骨髓可能是毒性靶器官，在后续毒理试验中要相应增加对造血功能、血细胞形态学的考察指标；代谢产物研究可能提示毒性作用机制，例如大剂量对乙酰氨基酚可导致肝坏死，代谢研究发现对乙酰氨基酚的主要代谢产物是羟基化产物，该羟基化产物与谷胱甘肽结合而解毒，但在过量的情况下，剩余的羟基化产物还会与肝细胞内的酶和调节蛋白结合，从而导致肝损伤。

另外，非临床药代动力学研究得到的药代动力学参数（如半衰期）、代谢信息（代谢途径、产物、酶等）可为设计和优化临床研究给药方案提供相关依据。

综上所述，新药的非临床药代动力学研究不是孤立的，是系统性综合性的研究，在进行研究时不能闭门造车，要对所研究的候选化合物及相关领域有比较全面的了解，根据候选化合物本身的特点、立题依据和已完成的其他研究结果综合考虑，目的明确地进行试验设计。对研究的结果也要站在综合评价的高度，找出与立题依据、药学、药效学、毒理学或临床研究的关系，为进一步的新药成药性开发提供更多有价值的依据。

（陈江英　钟国平）

第三章 毒理学研究方法与技术

一、概述

药物是否安全和有效是药物研发成功与否的决定性因素。就药物研发的整个流程而言，毒性是终止药物研发的重要原因之一。药物毒理学研究贯穿于新药发现阶段、临床前安全性评价和上市后监督与跟踪的整个过程，新药研发的成功须依靠药物毒理学新技术与新方法提供科学数据。

药物发现阶段，应建立短期高效毒性优化筛选系统，包括体内、体外毒性筛选，一般毒性筛选和特殊毒性筛选，涵盖原核和真核毒性筛选系统。通过早期毒性优化筛选，筛选出更适合研发的化合物，提高候选药物的质量，减少药物开发循环的时间；通过对基因表达、蛋白质、代谢产物的数据进行系统性分析，建立更加适合于毒性预测的动物模型；选择更精确的剂量和确定安全域（margin of safety，MOS）；新的毒理学生物标志物将提高临床实验中的决策率；根据毒理基因学的基因标志物，在后期研究和投放市场时选择最合适的病人群体，满足个体化治疗的需要。

药物临床前安全性评价阶段的毒理学研究主要是为满足安全和药物管理的要求而进行药物安全性和作用靶器官研究。其主要依据人用药品注册技术要求国际协调委员会（ICH）和经济合作与发展组织（OECD）指导原则，针对不同种类药物采用不同的技术策略，技术方法包括单次给药（急性）毒性、重复给药（长期）毒性、毒代动力学、局部毒性、免疫毒性和安全药理学、生殖毒性、遗传毒理学和致癌性试验等，目前，采用最新的技术包括清醒动物生理信号的遥测技术、安全药理学研究和新的模型动物（酵母、线虫、果蝇、斑马鱼、小鼠和微型猪等）。

上市后药物毒理学研究则是针对药物在临床使用中发现的毒性问题进行毒理机制研究或特殊给药途径的再评价。这种机制研究采用的主要技术涉及分子生物学技术、转基因技术和毒理组学技术（毒理基因组学、毒理蛋白质组学和代谢组学技术）等。

二、经典毒理学研究方法

(一) 急性毒性试验

急性毒性 (acute toxicity) 试验，又称为单次给药毒性研究 (single dose toxicity study)，是指药物在单次或 24 h 内多次给予后一定时间内动物所产生的毒性反应，对初步阐明药物的毒性作用和了解其毒性靶器官具有重要意义，对长期毒性试验的剂量设计和某些药物临床试验起始剂量的选择具有重要参考价值，并能提供一些与人类药物过量所致急性中毒相关的信息。

急性毒性试验至少采用啮齿类和非啮齿类两种哺乳动物进行试验，通常采用两种性别的健康成年动物，雌雄各半。试验中的每批动物初始给药时的体重差异不应超过或低于平均体重的 20%。给药途径至少包括临床拟用途径。

急性毒性试验的重点在于观察动物给药后出现的毒性反应。常用的试验方法有近似致死量法、最大给药量法、最大耐受量法、固定剂量法、上下法 (序贯法)、累积剂量法 (金字塔法)、半数致死量法等。应根据受试药物的特点，经过预实验选择合适的方法和合适的剂量。原则上，给药剂量应包括从未见毒性反应的剂量到出现严重毒性反应的剂量，或达到最大给药量。

给药后，一般连续观察至少 14 d，观察毒性反应的出现时间及恢复时间、动物死亡时间等。常见的观察指征及其可能涉及的组织、器官、系统可参考附表 5 - 1。试验过程中因濒死而安乐死的动物、死亡动物应及时进行大体解剖，当组织器官出现体积、颜色、质地等改变时应进行组织病理学检查。

(二) 亚急性毒性试验

亚急性毒性试验在毒理学研究中占有较为重要的位置。它是研究试验动物在重复给予受试物时所引起的毒性作用，其试验期通常为动物生命期的 1/30 ～ 1/10。通过这类试验，可以了解受试物有无蓄积作用、动物能否产生耐受性，初步估计受试物的最小中毒剂量和最大耐受量，确定是否要进行慢性中毒性试验，仅为慢性中毒性试验提供剂量资料。

(三) 长期毒性试验

长期毒性试验，又称为重复给药毒性试验，是观察动物重复接受受试物后所产生毒性反应。试验期限可根据受试物拟定的临床疗程、适应证、用药人群等进行设计，一般为 2 w 至 9 m。在多数情况下采用 4 ～ 5 组的试验分组设计：溶媒对照组、受试物低、中、高剂量组，仿制药可增设原研对照组。其要求是：低剂量原则上相当或高于动物药效剂量或临床使用剂量的等效剂量；高剂量原则上使动物产生明显的毒性反应，可出现个别动物死亡；中剂量应结合毒性作用机制和特点在高剂量和低剂量之间设立，以考察毒性的剂量－反应关系。

长期毒性试验的意义为：预测受试物可能引起的临床不良反应，包括不良反应的性质、程度、量效和时效关系及可逆性等；判断受试物重复给药的毒性靶器官或靶组织；推测第一次临床试验的起始剂量和为后续临床试验提供安全剂量范围；提示临床试验中需重点监测的指标；可为临床试验中的解毒或解救措施提供参考。

长期毒性试验通常采用啮齿类和非啮齿类两种实验动物。啮齿类动物首选大鼠、非啮齿类动物首选比格（Beagle）犬。一般选择正常、健康、性成熟动物，同性别体重差异应在平均体重的 20% 之内。根据试验期限和临床拟用人群确定动物年龄，一般大鼠为 6 ～ 9 周龄，Beagle 犬为 6 ～ 12 月龄，猴为 3 ～ 5 岁，同一批动物的年龄应尽量接近。原则上动物应每天给药。

长期毒性试验结果外推至人体时，涉及受试物在动物和人体内毒性反应之间的差异。不同物种、同物种不同种属或个体之间对于某一受试物的毒性反应可能存在差异；长期毒性试验中采用的较高给药剂量受试物可能在动物体内呈非线性动力学代谢过程，从而导致与人体无关的毒性反应；另外，长期毒性试验难以预测一些在人体中发生率较低的毒性反应或仅在小部分人群中出现的特异质反应；且有些毒性反应，如头痛、头昏、头晕、皮肤瘙痒、视物模糊等目前在动物中难以观察。因此，动物长期毒性试验的结果不一定完全再现于人体临床试验。但进行深入的作用机制研究将有助于判断动物和人体毒性反应的相关性。

（四）毒代动力学试验

毒代动力学试验是探讨受试药物和/或其代谢物在毒性试验中不同剂量水平下的全身暴露程度和持续时间，预测受试物在人体暴露时的潜在风险的一项非临床毒性试验，其研究重点是解释毒性试验结果和预测人体安全性，而不是简单描述受试物的基本动力学参数特征。

毒代动力学研究主要价值如下所述。

（1）阐述毒性试验中受试物和/或其代谢物的全身暴露及其与毒性反应的剂量和时间关系；评价受试物和/或其代谢物在不同动物种属、性别、年龄、机体状态（如妊娠状态）的毒性反应；评价非临床毒性研究的动物种属选择和用药方案的合理性。

（2）提高动物毒性试验结果对临床安全性评价的预测价值。依据暴露量来评价受试物蓄积引起的靶部位毒性（如肝脏或肾脏毒性），为后续安全性评价提供量化的安全性信息。

（3）综合药效及其暴露量和毒性及其暴露信息来指导人体试验设计，如起始剂量、安全范围评价等，并根据暴露程度来指导临床安全监测。

暴露评估的因素包括血浆蛋白质结合、组织摄取、受体性质和代谢特征的种属差异、代谢物的药理活性、免疫原性和毒理学作用。当血浆药物浓度相对较低时，特殊的组织或器官也可能会有较高水平的受试物和/或其代谢物。对于血浆蛋白结合率高的化合物，可用游离（未结合）浓度来表示暴露。

毒代动力学研究通过测定合适时间点的样品浓度来计算动力学参数。暴露程度可用原型化合物和/或其代谢物的血浆（血清或全血）浓度或 AUC 来表示。在某些情况下，可选择测定组织中的受试物浓度。评估毒代动力学参数通常有：AUC_{0-T}、C_{max}、C_{time}。

完整的毒代动力学研究包括对毒代动力学研究结果的自身评价和对毒性反应的相关解释，比较分析受试物和/或其代谢物的药效、毒性、药代和临床拟定用药的暴露量，采用暴露量来评估受试物的安全范围。

毒代动力学研究可在不同毒性试验中伴随主试验进行，包括单次给药毒性、重复给药毒性、遗传毒性、生殖毒性、致癌性等试验的伴随毒代动力学研究，可根据研究的需要，对暴露监测和特征描述的频度进行增减。

（五）生殖毒性试验

生殖毒性试验（Reproductive toxicity study）是研究受试物对哺乳动物生殖功能和发育过程的影响，预测其可能产生的对生殖细胞、受孕、妊娠、分娩、哺乳等亲代生殖机能的不良影响，以及对子代胚胎－胎儿发育、出生后发育的不良影响。它与急性毒性、长期毒性、遗传毒性等毒理学研究有着密切的联系。

为发现给药所致的速发和迟发效应，生殖毒性试验应持续观察一个完整的生命周期，即从某一代受孕到其下一代受孕之间的时间周期。一般将一个完整生命周期过程分成三个阶段，生殖毒性试验经常采用较为成熟的三段试验方案，各段试验之间（给药处理）不留间隔，以利于对生殖过程的各阶段进行直接或间接评价。

Ⅰ段：生育力与早期胚胎发育毒性试验，包括：从交配前到受孕（成年雄性和雌性生殖功能、配子的发育和成熟、交配行为、受精）和从受孕到着床（成年雌性生殖功能、着床前发育、着床）。通过对雌雄动物从交配前到交配期直至胚胎着床给药，评价受试物对动物生殖的毒性或干扰作用。评价内容包括配子成熟度、交配行为、生育力、胚胎着床前阶段和着床等。

Ⅱ段：胚胎－胎仔发育毒性试验，包括：妊娠动物从胚胎着床到硬腭闭合（成年雌性生殖功能、胚胎发育、主要器官形成）和从硬腭闭合到妊娠终止（成年雌性生殖功能、胎仔发育和生长、器官发育和生长）。通过对妊娠动物自胚胎着床至硬腭闭合给药，评价药物对妊娠动物、胚胎及胎仔发育的影响。评价内容包括妊娠动物较非妊娠雌性动物增强的毒性、胚胎胎仔死亡、生长改变和结构变化等。

Ⅲ段：围产期毒性试验，包括从胚胎着床、幼仔出生到离乳（成年雌性生殖功能、幼仔对宫外生活的适应性、离乳前发育和生长）和从离乳到性成熟（离乳后发育和生长、独立生活的适应能力、达到性成熟的情况）。通过从胚胎着床到幼仔离乳给药，检测对妊娠/哺乳的雌性动物以及胚胎和子代发育的不良影响；试验应持续观察至子代性成熟阶段，以观察此段可能造成的延迟影响。评价内容包括妊娠动物较非妊娠雌性动物增强的毒性、出生前和出生后子代死亡情况、生长发育的改变以及子代的功能缺陷，包括 F1 代的行为、性成熟和生殖功能。

生殖毒性试验通常采用与其他毒理学试验相同的动物种属和品系，以利于与其他毒理学试验结果进行对比，并避免过多的预试验。大鼠是生殖毒性试验首选的啮齿类动物，在胚胎－胎仔发育毒性研究中又常选用非啮齿类哺乳动物家兔。通常选用年轻、性成熟的成年动物，雌性动物须未经产。

在受试物的剂量选择中，高剂量应该出现一些轻微的母体毒性反应，一般1g/kg/天为最大给药限量，低剂量为生殖毒性方面的未观察到有害作用水平（no - observed adverse effect level，NOAEL），在高剂量与低剂量间可设1～2个剂量以观察可能的剂量反应关系。

给药途径一般与临床拟用途径一致。一般不用腹腔注射，因其可能会对子宫或胎仔产生直接作用。通常每天给药1次，可参考药代动力学参数、预期临床给药情况增加或减少给药次数。

生殖毒性试验的最终目的在于通过动物试验预测人体可能出现的生殖、发育相关的毒性反应。如果出现阳性的生殖毒性或发育毒性结果，应评估人体中可能出现的生殖毒性和发育毒性风险，限定临床研究受试者范围，评估风险效益以及制定必要的防治措施，提示药品上市后使用人群的用药风险。

通常情况下，在临床研究开始前提供生殖毒性Ⅰ段和Ⅱ段研究资料，在上市申请时提供Ⅲ段研究资料。但用于育龄人群并可能对生殖系统产生影响的新药，需要提前提供全套生殖毒性研究资料；用于晚期恶性肿瘤或艾滋病的药物可适当延迟提交生殖毒性研究资料。

（六）遗传毒性试验

遗传毒性试验（Genotoxicity Study）是指用于检测通过不同机制直接或间接诱导遗传学损伤的受试物的体内和体外试验，这些试验能检出DNA损伤及其损伤的固定，主要用于预测受试物的致癌性。遗传毒性试验与致癌性、生殖毒性等研究关系密切。

近年来建立了一些短期快速的体外遗传毒性试验方法来检测DNA的损伤。目前已建立的遗传毒性短期检测法已超过200种。其中研究和应用较多的遗传毒性试验方法有：彗星试验，又称单细胞凝胶电泳试验、姐妹染色单体交换试验、程序外DNA合成（又称DNA修复合成）试验、鼠伤寒沙门氏菌回复突变试验、SOS显色试验、原噬菌体诱导试验方法等。

遗传毒性试验方法的分类，根据试验检测的遗传终点，分为基因突变、染色体畸变、DNA损伤；根据试验系统，分为体内试验和体外试验。任何单一试验方法均不能检测出所有的与肿瘤发生相关的遗传毒性机制，因此，通常采用体外和体内试验组合全面评估受试物的遗传毒性风险。

遗传毒性研究经常采用体内和体外标准试验组合来反映不同遗传终点，包括：①细菌回复突变试验（又称Ames试验），该试验能检出相关的遗传学改变和大部分啮齿类动物和人类的遗传毒性致癌剂。②哺乳动物细胞体外和/或体内试验。哺乳动物细胞体外试验，适合于检测染色体损伤。体内试验综合考虑了吸收、分布、代谢、排泄等因素，可检出体外试验无法检出的某些遗传毒性物质，因此标准试验组合至少应包含一项体内试验。

遗传毒性试验一般采用两种标准试验组合，这两种试验组合同等适合，可根据受试物特点自主选择。

组合一：①细菌回复突变试验；②检测染色体损伤的体外细胞遗传学试验（体外中期相染色体畸变试验或体外微核试验），或体外小鼠淋巴瘤细胞 Tk 基因突变试验；③体内遗传毒性试验，通常为啮齿类动物造血细胞染色体损伤试验，用于检测微核或中期相细胞染色体畸变。

组合二：①细菌回复突变试验；②采用两种不同组织进行的体内遗传毒性试验，通常为一项啮齿类动物造血细胞微核试验和第二项体内试验。

上述任何一种标准试验组合的试验结果为阴性，通常可提示受试物不具有遗传毒性；结果为阳性，应根据其治疗用途，进行进一步的试验。

其他遗传毒性试验也适合于检测受试物的遗传毒性，可用于对标准试验组合试验结果的进一步研究。当受试物不适合或因技术原因无法实施标准试验组合中的一项或多项试验时，可采用其他经过验证的试验作为替代试验，但应提供充分的科学合理性及依据。

体外试验应关注重现性，结果可疑时应进行进一步试验。当采用新方法或试验出现非预期结果时，应进行重复试验。为了降低药物开发风险、保护受试者安全，在临床试验开始前一般应完成遗传毒性标准试验组合。

三、整体动物在药物毒理学研究中的应用

（一）正常动物

在毒理学领域，药物的安全性评价体系常用到正常动物，包括啮齿类动物（如大鼠、小鼠、豚鼠、仓鼠等）和非啮齿类动物（如家兔、比格犬、猴、小型猪等），这些正常动物主要用于进行急性毒性实验、长期毒性实验和特殊毒性实验等。通过不同的给药方式给予相应的受试药物一定时间后，采用特定方法测定各项生理生化指标并进行组织器官的组织病理学检查，用于评价受试药物对健康动物有无毒性，并以此确定试验动物对毒物的毒性反应、中毒剂量（poisoning dose）和致死剂量（lethal dose）等，为药物进入临床阶段提供参考依据并将结果外推至人类。

（二）基因动物

在对受试物进行器官毒性评价等研究中，经常使用各种模型动物。将诱发性模型动物、转基因动物、基因敲除动物应用到实验当中，进而研究各种模型下应用受试物后机体的异常反应，以寻找预测各类疾病更加有效的手段。在毒理学研究领域中，重要的问题是如何将从整体动物获得的资料外推至人类，把体内外信息结合，把复杂的

整体系统化为简单的可控系统，以及如何提高检测的敏感性等。建立转基因动物模型为解决这些问题提供了新手段。转基因动物模型主要分为一般毒性研究模型、致突变检测模型、致癌检测模型、生殖检测模型和毒物代谢研究模型。如 C-fos-LacZ 转基因小鼠可用于神经毒性的研究，Corchero 等成功制备了表达人类 CYP2D6 基因的转基因鼠模型，并用循环系统药物异喹胍进行验证。研究发现在该药的代谢过程中，CYP2D6 基因的表达受 HNF4α 调控，在无 HNF4α 时，异喹胍 4 – 羟化酶活性降低了50%，显示 CYP2D6 模型可以很好地应用于药理、毒理的临床前研究。

继转基因技术后，基因敲除动物技术掀起又一场分子生物学技术的革命。这是一种在基因组水平上改变或破坏靶基因结构，使其功能完全丧失的实验技术。该系统的建立，使对基因靶位时间和空间上的操作更加明确、效果更加可靠，它的发展将为发育生物学、分子遗传学等学科提供一种全新的研究手段，具有广泛的应用前景。目前，基因敲除动物模型主要用于遗传性疾病的研究，现在也用于器官移植、免疫耐受、基因功能鉴定以及表型研究。Shimada 等首次建立了 P53 和 E 钙蛋白基因的小鼠弥散性胃癌模型，研究了以上两种基因对转移弥散性胃癌小鼠的协同抗癌活性。研究发现，该模型可以很好地阐明遗传性胃癌的发病机制，并为预防和治疗弥散性胃癌提供了新的重要途径。

整体动物在毒理学研究中应用广泛，不同的转基因动物模型和基因敲除动物模型的建立，将对阐明外源化学物毒性作用机制起到重大作用，但是该方法制作基因动物模型效率低，动物行为难以控制，且基因整合机制不清，存在一定局限性。

四、体外替代实验技术的发展

使用正常动物的实验在毒理学研究的应用中存在着不敏感、周期长、所需受试物样品多、所需实验动物数量大、难以揭示毒作用位点和毒作用机制以及结果可靠性差等问题。而模型动物也存在着制造价格昂贵、受世界动物保护法限制等不足之处。目前体外替代方法的研究已成为实用性毒理学领域研究的新方向。主要包括离体器官实验和体外细胞培养实验。这类方法的应用一方面解决了整体动物实验中大量使用实验动物且以动物濒死或死亡为终点的伦理问题，另一方面增加了实验过程中的可控因素，提升了实验结果的可靠性。

（一）离体器官实验

以体内脏器为基础的体外模型，一方面保留着完整的营养供给系统，能够确保在一定时间内保持离体器官的正常生理活性及生化功能，另一方面离体系统可排除其他组织器官的干扰，可控制受试物浓度，并可定量观察受试物对离体系统的毒性作用。

目前，离体器官实验主要采用离体灌流技术，包括离体的肝脏、肾脏、心脏灌流技术等，用于研究外源化合物的靶器官毒性。离体器官实验的缺陷在于受时间限制以及操作复杂，但是排除了体内其他脏器及系统的影响，因此在药物毒性评价中应用广泛。

（二）体外细胞培养

体外细胞培养使毒理学研究从简单的整体动物实验深入到复杂的细胞和分子水平，脱离了整体稳态和内分泌调控作用，从蛋白质、酶、受体、分子通道以及遗传因素等方面解析药物与机体间的相互作用，在投药准确性和结果可靠性上显示了优越性。作为体外细胞实验金标准的原代肝细胞培养技术广泛应用在毒理学研究各领域，如通过测定培养肝细胞中转氨酶的活性，评价有机和无机化合物的肝细胞毒性；通过体外培养原代人肾细胞评价霉菌素在人体外肾细胞的吸收、分布、代谢和毒性作用，都获得了很好的结果。

五、组学技术的发展

传统的体内、体外实验主要以整体动物或应用体外培养低等生物、高等生物的组织、细胞、细胞器为模型，以细胞学、生理学、形态学和代谢等生物学指标为检测终点，对药物进行早期毒性筛选及机制研究。生物物种间生理代谢均存在差异，将以上实验结果外推至人类，预测药物对人体的毒性反应是否可靠，仍是值得深究的问题。为了弥补传统毒理机制研究方法的不足，近年来国内外的毒理学工作者正致力于一系列的组学技术研究。目前把对细胞内 DNA、RNA、蛋白质、代谢中间产物的整体分析手段称为组学技术，主要包括基因组学（genomics）、蛋白质组学（proteomics）和代谢组学等。科学家们利用这些组学技术对候选新药进行毒理机制研究，从而开创了"反向毒理学"的药物毒性机制研究新模型。组学技术的发展实现了从器官、组织水平向分子甚至基因水平的飞跃。这使人们对基因和基因组的认识，对生命本质的认识和认识生命、健康的方法和技术取得了重要的进展。

（邱玉文　皮荣标）

第四章 安全药理学研究方法与技术

在新药临床前研究中，主要药效学研究是指对某物质进行的与预期的治疗目标相关的作用和/或作用模式的研究，次要药效学研究则是指对某物质进行的与预期的治疗目标不相关的作用和/或作用模式的研究。在安全药理学概念被采用前，广泛使用的是一般药理学的概念。1993年版《新药一般药理研究的指导原则》指出"新药一般药理研究是指新药主要药效作用以外广泛药理作用的研究"，《中药新药药效学研究基本要求》提出"一般药理研究，观察主要药效以外的其他作用"，并对观察指标有了相对细化的要求。1994年，我国卫生部药政管理局颁布了《中药新药研究指南》，其中《中药新药一般药理学研究》用以指导和规范中药新药研发者们的试验研究。2001年，人用药品注册技术要求国际协调会（ICH）发布ICH S7A文件《人用药物安全药理学研究指导原则》，正式提出了"安全药理学"（safety pharmacology）的明确定义：主要是研究某物质在治疗剂量以内或治疗剂量以上剂量的暴露水平时，潜在的不期望出现的对生理功能的不良影响。在这个概念中，特别强调的是"生理功能"，而不是毒理学研究强调的"某物质对器官、组织的实质的不良影响"。可以将安全药理学与毒理学研究的区别理解为前者是评价某物质对器官或组织"功能"的影响，而后者还包括评价对器官或组织"自身"的损害。从另一个角度讲，安全药理学研究即是观察可能在次要药效学（secondary pharmacodynamics）研究中观察到的属于不良反应的那些效应。CFDA（China Food and Drug Administration）在2014年颁布了《安全药理学指导原则》，正式规范了安全药理学的定义和研究范围、研究内涵。

安全药理学是指对主要药效学作用以外进行的广泛的药理学研究，包括安全药理学和次要药效学研究。

安全药理学主要是研究药物在治疗范围内或治疗范围以上的剂量时，潜在的不期望出现的对生理功能的不良影响，即观察药物对中枢神经系统、心血管系统和呼吸系统的影响。根据需要可能进行追加和/或补充的安全药理学研究。

追加的安全药理学研究（follow-up safety pharmacology studies）：根据药物的药理作用和化学类型，估计可能出现的不良反应。如果对已有的动物和临床试验结果产生怀疑，可能影响人的安全性时，应进行追加的安全药理学研究，即对中枢神经系统、心血管系统和呼吸系统进行深入的研究。

补充的安全药理学研究（supplemental safety pharmacology studies）：是评价受试药

物对中枢神经系统、心血管系统和呼吸系统以外的器官功能的影响，包括对泌尿系统、自主神经系统、胃肠道系统和其他组织器官的研究。

一、研究目的

安全药理学的研究目的包括以下几个方面：确定药物可能关系到人安全性的非期望药理作用；评价药物在毒理学和/或临床研究中所观察到的药物不良反应和/或病理生理作用；研究所观察到的和/或推测的药物不良反应机制。

安全药理学研究是在新药开发前期一项重要的非临床研究，其结果通常可作为评价受试药进入临床试验的基本风险/效益比以及某些不良反应的可监测性和严重性的重要指标之一。安全药理学研究在新药开发前期的众多项研究中具有不可替代性。虽然一些安全药理学指标的检测可结合设计在毒理学、代谢动力学和临床试验中，但在某些情况下，这些指标只能在特定的安全药理学研究中运用特定的方法进行评价，比如在设计合理的安全药理学研究中，可检测到某物质在临床治疗剂量的暴露水平下发生的药物不良作用，而在用于检测药物毒性的常规毒性试验中，这些不良作用可能并不易被观察和检测到。

二、基本原则

（一）试验方法

应根据药物的特点和临床使用的目的，合理地进行试验设计。选用适当的经验证的方法，包括科学而有效的新技术和新方法。某些安全药理学研究可根据药效反应的模型、药代动力学的特征和实验动物的种属等来选择试验方法。试验可采用体内和/或体外的方法。

（二）研究的阶段性

安全药理学研究贯穿在新药研究全过程中，可分阶段进行。在药物进入临床试验前，应完成对中枢神经系统、心血管系统和呼吸系统影响的核心组合（core battery）试验的研究。追加和/或补充的安全药理学研究视具体情况，可在申报临床前或生产前完成。

（三）执行 GLP 的要求

药物的安全性评价研究必须执行《药物非临床研究质量管理规范》（GLP）。安全药理学研究原则上须执行 GLP。对一些难以满足 GLP 要求的特殊情况，也要保证适当的试验管理和数据保存。核心组合试验应执行 GLP。追加的或/和补充的安全药理学研究应尽可能地最大限度遵循 GLP 规范。

三、试验设计的基本要求

(一) 生物材料

安全药理学的生物材料有以下几种：整体动物，离体器官及组织，体外培养的细胞、细胞片段、细胞器、受体、离子通道和酶等。为了获得科学有效的安全药理学信息，应选择最适合的动物或其他生物材料。选择生物材料需考虑的因素包括生物材料的敏感性、可重复性，实验动物的种属、品系、性别和年龄，受试物的背景资料等。

1. 常用的实验动物

整体动物实验常用小鼠、大鼠、豚鼠、家兔、犬和非人灵长类等。体内研究尽量采用清醒动物进行试验。如果使用麻醉动物，应注意麻醉药物的选择和麻醉深度的控制。实验动物应符合国家对相应等级动物的质量规定要求，并具有实验动物质量合格证明。

2. 常用的体外生物材料

体外生物材料可用于支持性研究（如研究受试物的活性特点，研究体内试验观察到的药理作用的发生机制等）。常用体外生物材料主要包括：离体器官和组织、细胞、亚细胞器、受体、离子通道和酶等。

(二) 受试物

安全药理学研究的受试物应能充分代表临床试验受试物和上市药品，因此，受试物应采用制备工艺稳定、符合临床试用质量标准规定的样品。

1. 中药、天然药物

受试物一般应为中试或中试以上规模的样品。应注明受试物的名称、来源、批号、含量（或规格）、保存条件、有效期及配制方法等，并提供质量检验报告。由于中药的特殊性，建议现用现配，否则应提供数据支持配制后受试物的质量稳定性及均匀性。当给药时间较长时，应考察配制后体积是否存在随放置时间延长而膨胀造成终浓度不准的因素。如果由于给药容量或给药方法限制，可采用原料药进行试验。试验中所用溶媒和/或辅料应标明名称、标准、批号、有效期、规格及生产单位。

2. 化学药物

受试物应采用工艺相对稳定、纯度和杂质含量能反映临床试验拟用样品和/或上市样品质量和安全性的样品。受试物应注明名称、来源、批号、含量（或规格）、保存条件、有效期及配制方法等，并提供质量检验报告。试验中所用溶媒和/或辅料应标明名称、标准、批号、有效期、规格和生产单位等，并符合试验要求。

化学药物试验过程中应进行受试物样品分析，并提供样品分析报告。成分基本清楚的中药、天然药物也应进行受试物样品分析。

在药物研发的过程中，若受试物的工艺发生可能影响其安全性的变化，应进行相应的安全性研究。

（三）样本量

为了对试验数据进行科学和有意义的解释，安全药理学研究动物数和体外试验样本数应满足规范化试验指南的要求。小动物（小鼠和大鼠等）每组一般不少于 10 只，大动物（犬等）一般不少于 6 只。原则上动物应雌雄各半，当临床拟用于单性别时，可采用相应性别的动物。

试验设计应考虑尽量能够阐明新药量效关系，同时采用合理的空白如正常喂养、无操作处理的空白试验组、阴性对照如溶媒或辅料即无活性药物之外的配药溶液或赋型剂以及同样操作的阴性试验组，必要时还应设阳性标准药或原创药的阳性对照组（图 1 - 4 - 1）。

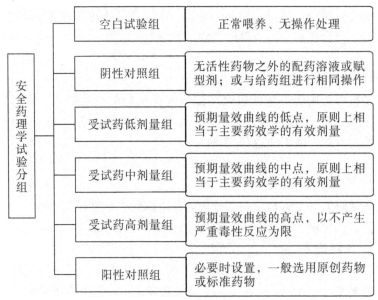

图 1 - 4 - 1　常用的试验分组设计

（四）剂量

体内安全药理学试验要对所观察到的不良反应的剂量反应关系进行研究。同时，如果可能，也应对时效关系进行研究。在一般情况下，产生不良反应的剂量应与动物产生主要药效学的剂量或人拟用的有效剂量进行比较。由于不同种属的动物对药效学反应的敏感性存在种属差异，因此，安全药理学试验的剂量应包括或超过主要药效学的有效剂量或治疗范围。如果安全药理学研究中缺乏不良反应的结果，则试验的最高剂量应设定为相似给药途径和给药时间的其他毒理试验中产生中等强度不良反应的剂量。

1. 体内研究

受试验的新药应设 3 个剂量组，基本以预期的量效曲线范围的低、中、高 3 点为待测试浓度。原则上，低剂量或中剂量应相当于主要药效学的有效剂量，高剂量以不产生严重毒性反应为限（图 1-4-1）。

2. 体外研究

应确定受试物的浓度-效应关系。受试物的上限浓度应尽可能不影响生物材料的理化性质和其他影响评价的特殊因素。

（五）对照

一般可选用溶媒和/或辅料做空白或阴性对照。同时，为了说明受试物的特性与已知药物的异同，可选用原创药物或标准药物作为阳性对照。

（六）给药途径

在整体动物试验中，首先应考虑与临床拟用途径一致，可以考虑充分暴露的给药途径。如果有多个临床拟用途径时，分别采用相应的给药途径。对于在动物试验中难以实施的特殊的临床给药途径，可根据受试物的特点选择，并说明理由。

（七）给药次数

一般采用单次给药。但是，若主要药效学研究表明该受试物在给药一段时间后才能起效，或者重复给药的非临床研究和/或临床研究结果出现令人关注的安全性问题时，应根据具体情况合理设计给药次数。

（八）观察时间

结合受试物的药效学和药代动力学特性、受试动物、临床研究方案等因素选择观察时间点和观察时间。

（九）观察指标

根据组织系统与生命功能的重要性，可选用相关组织系统进行安全药理学研究。安全药理学研究的目的在于研究受试物对生命功能的影响。心血管系统、呼吸系统和中枢神经系统是维持生命的重要系统，临床前安全药理学试验必须完成对这些系统的一般观察。当其他非临床试验及临床试验中观察到或推测到对人和动物可能产生某些不良反应时，应进一步追加对重要系统的深入研究或对其他组织系统的研究。

1. 核心组合试验

根据对生命功能的重要性，观察受试物对中枢神经系统、心血管系统和呼吸系统的影响。

（1）中枢神经系统。定性和定量评价给药后动物的运动功能、行为改变、协调功能、感觉/运动反射和体温的变化等，以确定药物对中枢神经系统的影响。

具体包括以下方面：

1）动物一般行为评价。直接观察给药后动物的一般行为表现、姿势、步态、翻正反射，有无攻击咬架、流涎、肌颤、竖毛及瞳孔变化等。

2）自主活动测定。借助自主活动检测仪，比较给药前、给药后一定时间内小鼠的自主活动数。

3）协调运动能力测定。爬杆试验：用一根表面光滑的金属棒（直径 1 cm、长度 80 cm）垂直竖立，于给药前和给药后一定时间内将小鼠头朝下放在棒的顶端，任小鼠自由向下爬，以观察其协调运动情况。可参照表 1-4-1 中的协调运动障碍评分标准。

表 1-4-1　爬杆试验测定动物协调运动障碍的评分标准

评分	动物行为
0	一步一步向下爬行
0.5	一步一步向下爬行，向下滑行或跳下长度 < 20 cm
1	向下滑行
1.5	向下滑行，不能抓住棒 < 20 cm
2	不能抓住棒
2.5	不能抓住棒，翻正迟钝
3	翻正反射消失

Irwin 行为分级试验：于给药前和给药后提起小鼠尾巴，旋转 3～4 圈后抛出小鼠，观察小鼠落地的异常姿态（侧面或背面着地），连续重复 5 次。然后按 Irwin 分级标准评分，比较各组小鼠的 Irwin 分级（表 1-4-2）。

表 1-4-2　Irwin 分级标准

评级	动物行为
0 级	正常站立
1 级	5 次中有 1～2 次呈侧卧
2 级	5 次中有 3～4 次呈侧卧
3 级	5 次全呈侧卧
4 级	5 次中有 1～2 次呈背着地
5 级	5 次中有 3～4 次呈背着地
6 级	5 次全呈背着地
7 级	背着地且翻正迟缓
8 级	不能翻正

平衡木法：实验前将小鼠放在平衡木（长 120 cm、宽 2 cm）上训练 3 次，筛选 30 s 内能走完平衡木的小鼠进行试验。在给药后一定时间内对小鼠进行平衡木测试，记录小鼠走过平衡木的总时间、行走过程中的停留时间和行走距离，并计算其行走速度。如果小鼠未从杆上掉下，总时间记为 60 s，停留时间、行走距离和行走速度记为 0。

4）小鼠协同睡眠实验。预先给予相应受试药和 0.9% NaCl 溶液，随后立即腹腔注射最大阈下催眠剂量戊巴比妥钠（30 mg·kg⁻¹），凡 30 min 内翻正反射消失 1 min 以上者，表明已发生睡眠。记录并比较给药组和空白组的睡眠小鼠数。

如受试药表现出明显的中枢兴奋、抑制或其他中枢系统反应时，应进行相应的体内或体外试验的进一步研究。

（2）心血管系统。测定并记录给药前后血压（包括收缩压、舒张压和平均动脉压）、心电图（包括 QT 间期、PR 间期、ST 段和 QRS 波等）和心率等的变化。

早期常用麻醉大鼠或犬进行实验。动物麻醉后，固定在解剖台，分离一侧颈总动脉或股动脉，插入动脉导管与压力换能器连接，备记收缩压、舒张压、平均动脉压、心率。针电极刺入皮下测标准 II 导联心电图。手术毕，待各参数基本稳定后给予受试药，于给药后相应时间段内观察记录各项指标的变化。

近年来随着遥测技术的发展，采用清醒动物进行心血管系统指标的测定已成为主流趋势。动物遥测系统包括生物电遥测基础系统和压力遥测基础系统。通过在动物体内放置植入子，能够从清醒自由活动的动物身上连续采集多种遥测生理信号，包括血压、心电、脑电、肌电、呼吸、体温和活动度等（图 1-4-2）。所得数据较麻醉动物法更为准确、稳定和科学。

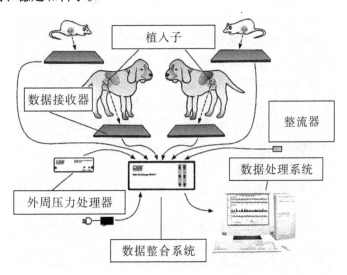

图 1-4-2 动物遥测实验系统

针对受试药对机体心血管系统作用的安全药理学研究受到越来越多的重视。美国一制药公司通过分析过去 12 年里 100 个处于开发阶段的化合物被淘汰的原因，确定心血管毒性是淘汰化合物的主要原因，约占 30%。而在心血管毒性中，80% 与离子通道相关。心电图中 QT 间期（从 QRS 波群开始到 T 波结束）反映心室去极化和复极化所需的时间。当心室复极化延迟和 QT 间期延长，尤其伴有其他风险因素（如低血钾、结构性心脏病、心动过缓）时，患者发生室性快速心律失常的风险增加。因此，通过分析药物 QT 间期延长潜在作用，可用于阐明药物作用机制，以及对人体的延迟心室复极化和延长 QT 间期的风险评估。CFDA 在 2014 年颁布了《药物 QT 间期延长潜在作用非临床研究技术指导原则》，指导评价受试物延迟心室复极化潜在作用的非临床研究策略，以及对非临床研究信息的分析和综合风险性评估。

对药物 QT 间期延长潜在作用的研究，主要从以下 4 个方面进行：①采用离体动物或人心肌细胞、培养心肌细胞系或克隆的人离子通道的异种表达体系测定离子流。②测定清醒或麻醉动物的心电图参数。③在离体心脏标本进行动作电位参数测定，或在麻醉动物中进行能体现动作电位时程的特异性电生理参数检测。④在离体心脏标本或动物进行致心律失常作用测定。在药物研究早期阶段，亦可借助计算机毒性预测软件，预测药物对导致 QT 间期延长的离子通道有无抑制作用。

治疗剂量出现明显血压或心电图改变时，应进行相应的体内或体外试验的进一步研究。

（3）呼吸系统。测定并记录给药前后的呼吸频率、节律和呼吸深度等。可与心血管系统指标同时检测，在气管上做一倒 T 型切口，接入三通管，与呼吸流量换能器相连，记录给药前和给药后呼吸频率、节律和呼吸深度等指标。

若治疗剂量出现明显的呼吸兴奋或抑制时，应进行相应的体内或体外试验的进一步研究。

2. 追加或补充的安全药理学研究

根据对中枢神经系统、心血管系统和呼吸系统的一般观察及临床研究、体内和体外试验或文献等，当预测受试物可能产生某些不良反应时，应适当选择追加和/或补充安全药理学研究内容，以进一步阐明产生这些不良反应的可能原因。

下述项目无须全部进行研究，可在综合分析非临床和临床资料基础上，根据实际情况选择相应的研究项目。

（1）追加的安全药理学研究。

中枢神经系统：观察药物对行为药理、学习记忆、神经生化、视觉、听觉和/或电生理等的影响。

心血管系统：观察药物对心输出量、心肌收缩作用和血管阻力等的影响。

呼吸系统：观察药物对气道阻力、肺动脉压力和血气分析等的影响。

（2）补充的安全药理学研究。

泌尿系统：观察药物对肾功能的影响，如对尿量、比重、渗透压、pH、电解质平衡、蛋白质，细胞和血生化（如尿素氮、肌酐、蛋白质）等指标的检测。

自主神经系统：观察药物对自主神经系统的影响，如与自主神经系统有关受体的结合，体内或体外对激动剂或拮抗剂的功能反应，对自主神经的直接刺激作用和对心血管反应、压力反射和心率等的检测。

胃肠系统：观察药物对胃肠系统的影响，如胃液分泌量和 pH、胃肠损伤、胆汁分泌、体内转运时间和体外回肠收缩等的检测。

其他器官系统：如其他有关研究尚未研究对某些器官系统的影响（如潜在的依赖性，对骨骼肌、免疫和内分泌功能的影响等），但出于对安全性的关注，应考虑药物对这些方面的影响。

3. 其他研究

在其他相关研究中，尚未研究药物对某些器官系统的影响（如潜在的依赖性、骨骼肌、免疫和内分泌功能等的影响），但怀疑有影响的可能性时，则应考虑药物对这方面的影响，并做出相应的评价。

四、数据处理与结果评价

在科学研究项目实施中，试验记录和数据是最重要的研究资料和证明材料。从试验设计或准备动物、试剂和预实验开始，必须全程严格按照规范化的要求，随时将试验条件、操作观察和指标数据准确记录在科研记录本上。试验结束时应根据详细的试验记录，对结果进行定量和定性统计分析，说明具体的统计方法和选择理由，同时应注意对个体试验结果的评价。根据统计结果，结合药效、毒理、药代以及其他研究资料进行综合评价，为临床研究设计提出建议，并权衡利弊，分析受试物的开发前景。

（李卓明）

第五章 药效学研究方法与技术

一、基本概念

在机体（主要是动物）器官、组织、细胞、亚细胞、分子、基因水平等模型上，采用整体动物、离体器官和亚器官或细胞的方法，进行综合和分析的实验研究，以阐明药物防治疾病的作用及其作用机制。

通过药效学研究，可以明确新药是否有效（有效性、优越性），药理作用的强弱与范围（量效关系、时效关系、构效关系）。

二、研究内容

（一）观测生理机能的改变

如新药对中枢神经系统产生兴奋作用还是抑制作用；对心肌收缩力或胃肠道运动是加强还是减弱；对血管或支气管是扩张还是收缩等。

（二）测定生化指标的变化

包括：血糖；电解质；生理活性物质，如血管紧张素、前列腺素、环磷腺苷等浓度的改变等。

（三）观测组织形态学变化

如血细胞增多或减少、甲状腺大小、肾上腺皮质萎缩等。

三、药效学研究的目的及意义

通过实验研究来认识药物作用的特点和规律，为开发和评价药物及可能产生的临床应用提供科学依据。

药效学研究是新药研制与开发的重要内容。研究开发新药，必须进行药效学试验。

（一）排除干扰因素

药效学试验研究，要严格控制试验条件，排除各种干扰因素，进行单因素分析，获得详细准确的结果，发现某些内在的规律。

（二）获得大量在人体无法获得的信息

获得各种器官组织标本，进行多指标的动态监测，深入了解新药的各种作用，获得大量在人体无法获得的信息。使用各种致病因素作用于动物，造成动物组织、器官或全身性一定的病变，出现类似于人类疾病所引起的功能、代谢或形态结构的改变，即用人工的方法诱发特定的疾病，以供研究使用。

（三）为新药的临床研究奠定基础

在不了解新药的安全性、有效性的情况下，进行人体试用、临床研究，有可能对受试者造成危害，甚至发生意外。

四、药效学研究的常用方法

（一）整体动物实验

整体动物实验一般应用小鼠、大鼠、兔、猫、狗和猴等。根据不同情况可用正常动物、麻醉动物、疾病模型动物。

1. 观测药物对动物行为影响

这是研究中枢神经系统药物作用的基本方法之一，最常使用正常动物。如将动物的行为分级，对用药组和对照组动物进行细心观察，并按分级法打分，求出平均数，进行显著性测验，从而可判定新药是中枢抑制作用还是中枢兴奋作用。用转棒法观察动物的协调运动，是测定新药对中枢神经系统抑制作用和对骨骼肌弛张作用的最简单而经典的方法。观察药物对记忆力的影响，以及测定药物的依赖性实验都是用正常动物。

2. 观测药物对疾病的疗效

此种方法常用病理模型动物。

（1）研究抗精神病药。常用阿扑吗啡造成大鼠舔、嗅、咬等定向行为，从而观测新药的安定作用。

（2）研究抗惊厥药物。常用电惊厥法或化学物质引起的惊厥法，如戊四氯、苦味毒等造成动物惊厥模型，从而观测药物的抗惊厥作用。

（3）研究镇痛药物。常用热刺激法，如小鼠热板法，电刺激小鼠尾部法以及化学刺激法，如用酒石酸锑钾腹腔注射造成扭体反应，从而观测镇痛药的作用。

（4）研究抗炎药物。用定量的致炎剂如鸡蛋清、右旋糖酐等注入大鼠踝部皮下，造成关节肿胀，测定用药前后的肿胀程度，从而观测抗炎药物的作用。

（5）研究抗高血压药物。用线结扎狗或家兔肾动脉，造成肾性高血压，或使大鼠长期处在噪音刺激中，以诱发神经源性高血压等，是观察抗高血压药物的最常用方法。

（6）研究抗心律失常药物。用氯仿、肾上腺素、乌头碱等诱发小鼠或大鼠心律失常，或将电极直接联在心房或心室诱发房颤或室颤，是评价抗心律失常药的常用方法。

（7）抗溃疡药物的研究和评价。常采用大鼠或豚鼠制备实验性溃疡模型。方法有应激性刺激法（如将大鼠浸于 20 ℃水中）、组织胺法、幽门结扎法等诱发溃疡。其中以应激法较优，成功率很高，更为常用。

（8）研究镇咳药。猫静脉注射致咳物二甲苯基哌嗪，引起咳嗽，发生咳嗽次数在一定范围内与致咳物剂量呈线性关系。这是研究评价镇咳药的好方法。

（9）研究抗糖尿病药。给兔、大鼠、狗、猫、猴、羊静脉注射四氧嘧啶，选择性地损伤胰腺 β 细胞，引起实验动物糖尿病，是经典的研究抗糖尿病的方法。

（10）研究抗肿瘤病药。动物移植肿瘤，用来评价研究抗肿瘤药，是目前研究抗肿瘤药经典的方法。

（11）研究抗微生物药。给小鼠接种致病微生物并计数死亡率，是抗微生物药实验室评价的常用方法。

3. 观测药物对神经系统的影响

此种方法常用麻醉动物。但应注意麻醉深度的控制和麻醉药物的选择。如在研究评价镇咳药物时，麻醉过深则明显抑制咳嗽反射，从而影响实验结果。在研究药物对子宫影响时，最好不用乙醚和氯仿，而选用戊巴比妥钠。因前者对子宫有明显抑制，而后者只要剂量适当，不影响子宫活动。

（二）离体器官实验

离体器官实验常用的离体器官有心脏、血管、肠段、子宫及神经肌肉标本。离体器官实验是在脱离整体动物，在人工模拟的类似环境如等渗透压、供氧供能的条件下进行的，排除动物的神经和体液的反馈或调节作用，因此可比较直观地观测药物在器官水平的药物–靶点相互作用引起的药理作用。不同的动物的离体器官标本用于测定不同类的药物作用。（图 1–5–1）

（1）离体蛙心和兔心是观测药物对心脏活动（包括心率、输出量、收缩力等）的影响最常用的标本；猫、兔、豚鼠和狗的乳头肌标本制备比较简单，在适宜条件下，可较长时间保持良好的实验状态，是观测药物对心肌基本生理特性（如收缩性、兴奋性、自律性）的影响较好的实验标本。

（2）兔主动脉条对 α 受体兴奋药十分敏感，是测定作用于 α 受体药作用的一个理想标本。已被广泛用来鉴定和分析拟交感药和其对抗药的作用。

（3）豚鼠回肠自发活动较少，描记时有稳定的基线，可用来测定拟胆碱药的剂量－反应曲线。兔空肠具有规则的节律性收缩活动，可观测拟肾上腺素药和抗肾上腺素药，拟胆碱药和胆碱药对肠活动的影响。

（4）未孕兔子宫对 α 受体激动药十分敏感，可用于鉴定 α 受体激动药或阻断药。豚鼠离体气管片主要含 β 受体，广泛用于鉴定和分析作用于 β 受体的药物的作用。

（5）蛙坐骨神经腓肠肌标本，小鸡颈半棘肌，大白鼠膈神经标本常用来评价作用于骨骼肌的药物。

（6）在离体器官法中，不同动物的不同器官都要求最适宜的营养环境，因此各种动物的人工生理溶液成分和配制都有区别。在离体器官研究中应特别重视模拟原动物器官的机体内环境、恒定温度和供氧供能的实验设置，并尽量恒定保持整个实验过程中，包括单次或多次重复实验时，应注意下述实验设置条件的一致性。

1）渗透压：要等渗，但不同动物对同一物质的等渗浓度要求不同。如生理盐水溶液，冷血动物用 0.6%～0.75%，温血动物用 0.8%～0.9%。

2）各种离子：溶液中含有一定比例的不同电解质离子，如 Na^+、K^+、Ca^{2+}、Mg^{2+}、H^+、OH^- 等，是维持组织器官功能所必须。组织器官不同，对生理溶液中离子的成分和浓度要求亦不同。

3）pH 的影响：人工生理盐水的 pH 一般要求中性，对于哺乳动物心脏冠状动脉，酸性生理盐水可使平滑肌松弛，碱性则可使节律加快，振幅缩小。

4）供氧供能：葡萄糖提供组织活动所需能量，临用时再加入，以防变质。有的离体器官需要氧气，如离体子宫、离体兔心、乳头肌等。而离体肠管通以空气就可以了。

5）温度恒定：离体器官实验必须在温度保持恒定的条件下，才能获得器官（组织）的等同生物反应性和对药物反应灵敏度。通常，在适宜的温度中，离体器官在限定时段内保持正常反应性。温度降低或升高超出范围都会抑制或损害器官的正常反应性或灵敏度。

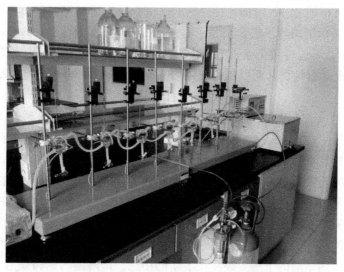

图 1－5－1 离体器官实验装置示意

（三）细胞培养实验

细胞培养实验是在细胞水平甚至分子水平研究药物作用并分析作用机理的实验方法。

（1）抗肿瘤药物的体外研究，就是利用细胞培养技术，根据不同原理测定药物抗肿瘤作用。在亚甲蓝试管法中，就是根据癌细胞含有氢酶，该酶可使代谢底物脱氢使亚甲蓝还原变为无色这一原理，将肿瘤细胞悬液与受试药物混合，加亚甲蓝孵育。如亚甲蓝不褪色，即初步判定该药具有抗癌作用。

（2）近年来发展起来的免疫药理学研究方法也是在细胞水平观察免疫功能改变。如小鼠腹腔巨噬细胞吞噬鸡红细胞实验及玫瑰花结试验，可用于初步评价免疫增强剂或免疫抑制剂。

（3）在抗生素作用机理研究中，利用透射式电子显微镜对金黄色葡萄球菌超薄片进行观察，可以看到青霉素类抗生素使其细胞形态的改变，还可看到氨基糖甙类抗生素使肺炎杆菌核糖体数目减少，这些都是在亚细胞水平对药物作用机理的探索。

（四）生化实验方法

随着药理科学的不断深入，药理研究手段逐渐由生理转变为生化或酶学手段为主，成为分子药理学的主要内容。

（1）用离体脂肪组织研究作用于 β 受体的药物（脂肪组织存在 β 受体），如果药物对 β 受体有兴奋作用，则引起游离脂肪酸释放增加。预先加入 β 受体阻断剂，可使游离脂肪酸释放量明显减少，甚至完全阻断。因此通过测定游离脂肪酸含量，可评价作用于 β 受体的药物。

（2）抗过敏药物研究，先腹腔注射抗原致敏，24 h 后注射受试药物，再次注射抗原攻击，然后处死动物，收集腹腔液并离心，用荧光分光光度法测定组织胺含量，从而评价受试药物抗变态反应的作用。

（3）利用蛋白激酶与一定量氚标记的 cAMP 结合，而内源性 cAMP 可竞争置换出氚标记的 cAMP，再通过微孔滤膜把结合的和游离的氚标记的 cAMP 分开，再用液体闪烁计数器测定放射性，从而可换算成体内 cAMP 含量，可分析鉴定作用于 β 受体药物作用机理。

（4）将配基（如药物）用放射性同位素标记，应用放射自显影技术，可研究受体的分布和数量。

总之，这些技术和新方法的应用，使药理学的研究达到崭新的境界。

作用机理的研究是对一个药物最本质的研究，但由于机体的复杂性，使之耗时、费功，致使大部分药物在分子水平的作用尚不清楚。虽然一个药物作用的具体机理还不清楚，但是只要在临床上有适应证且毒副反应小，就可以考虑使用，并在使用过程中再进行深入的研究。不少药物，通过基础研究—临床应用—基础研究的途径，不仅加深了对药物作用本质的了解，还发现了新的用途，即所谓的老药新用。

五、用动物实验评价新药的要点

（一）动物选择的要求

这直接关系着实验的成功和质量高低。一般应选择某一功能高度发达或敏感性较高的动物，如鸽、狗、猫的呕吐反应敏感，常用来评价引起催吐和镇吐的药物的作用，而鼠类和兔则不能；家兔的冷损伤易发生，狗则不能；豚鼠对铜离子及汞离子的急性毒性很敏感，而大鼠小鼠则较耐受。因此有人说，在评价动物选择是否得当时，主要看是否用"专家"式动物。

根据实验目的，选择好"专家"式动物之后，还应注意动物的性别、年龄和纯种。如大鼠腹腔注射八甲基焦磷酸胺，此药经肝药酶转化成毒物，新生鼠无药酶活性，所以不死；药酶活动性随年龄增高，但雌鼠药酶活动性低于雄鼠，故到 100 d 时，雌鼠仅死亡 20%，而雄鼠全死。

动物纯种亦很重要，有报告显示 6 个实验室测定同一药物的 LD_{50} 结果很不一致，后续研究发现动物种系是一个重要的因素，改为同一场所繁殖的纯种动物后，结果变为一致。

（二）随机分组的原则

随机分组是动物实验设计和临床观察的一个重要原则。其目的是保持实验组之间的一致性，各组之间没有差异，使一切干扰实验的因素分配到各组时只受抽样误差的影响，而不受实验者主观因素的影响。在动物实验时，因为一次可得到足够的动物，在小动物通常体重有较大的差异时，应采用区组随机分组的方法，即先按照性别、体重，再按照随机数目表法分组。只有随机化的实验数据才能进行统计学处理，否则实验结果不可靠，统计学处理无意义。

（三）观测指标是否客观反映新药的疗效水平

新药的疗效水平必须靠客观指标反映出来，如生理、生化的检测指标，病理切片，X 线检查等。为使客观指标更精确，仪器应尽量先进，灵敏度高，每次药品应用同一批号，温度和湿度都应行到适当控制。有时，为了稳妥可靠，可在实验设计中采用 2 种动物和 2 种药理指标进行客观指标评价。

（四）对照组的设立

对照组非常重要。用生理盐水或实验溶媒设置阴性对照或空白对照，用原创药或标准工具药设置阳性对照或标准对照。任何对照组都应在除了实验新药之外，同时在完全同样条件下进行实验，否则整个实验会因不符合实验的要求而失去意义。在正式实验中，实验组和对照组动物数应相等，除去自然死亡和操作失误外，还可以获得符合新药研究要求的动物数量，轻视对照组或使用少量动物作对照通常是不合格的实验设计。

（五）实验记录和报告资料的规范化要求

在新药研究过程中，必须按照规范化的要求将动物购买（合格证），实验准备及实施的过程中将实验的情况随时、客观地记录在科研本上，这是最基本的要求和有法律意义的科研文档。新药的特定治疗作用和其他药理作用（包括毒副作用）都应如实、全面地写入实验记录和统计报告，特别是毒副作用反应，不得有意删节或隐瞒。

六、药效学研究的一般原则

（一）随机原则

（1）完全随机法。

（2）配对随机法：将动物按性别、体重、窝别或其他因素加以配对。

（3）区组随机法：将全部动物按性别、体重及其他条件分成若干组。

（二）对照原则

没有比较就没有区别。"对照"即设立非处理因素相同、而处理因素与试验组不一样的一组对象。实验组与对照组的实验动物在种属、性别、窝别、体重、健康状况等方面要尽可能相同。对照组的实验设计按具体情况确定，在预实验时灵活运用多种形式，正式实验通常用 5 ～ 6 组，包括阳性对照组和受试药低、中、高剂量组的方案。

（三）重复原则

一是指在同样条件能将实验结果重复出来，即具有重现性；二是指在实验中应有足够的动物数或实验次数，即应具有一定的样本数，需符合新药研究实验的规范指南和统计学处理的规定的样本数。

（四）最经济原则

无论什么实验，都有它的最优方案，包括人力和物力的投入。必要时，可以评价相关方案的产出和投入比。

（陈健文　皮荣标）

第二编　实　验

第一章　药物筛选实验

实验一　抑制细胞增殖化合物筛选

实验目的

筛选具有抑制肿瘤细胞增殖活性的药物。

实验原理

抑制细胞增殖化合物筛选实验，是药物筛选的第一步。化合物对普通细胞增殖影响越小，或者对肿瘤细胞增殖的抑制能力越强，越具有进一步研究的潜力；反之，则不适于将其作为药物继续开发。评估化合物对细胞增殖的影响，通常采用 MTT（methyl thiazolyl tetrazolium）法。MTT 是 3 –（4，5 –二甲基噻唑 –2）–2，5 –二苯基四氮唑溴盐的简称，商品名为噻唑蓝，是一种黄色染料。其检测原理为活细胞线粒体中的琥珀酸脱氢酶能使外源性 MTT 还原为水不溶性的蓝紫色结晶甲瓒（formazan）并沉积在细胞中，而死细胞无此功能。二甲基亚砜（DMSO）能溶解细胞中的甲瓒，用酶标仪测定其在 570 nm 波长处的光吸收值，可间接反映活细胞数量。在一定细胞数范围内，MTT 结晶形成的量与细胞数成正比。该方法已广泛用于一些生物活性因子的活性检测、大规模的抗肿瘤药物筛选、细胞毒性试验以及肿瘤放射敏感性测定等。它的特点是灵敏度高、经济。

实验材料

（1）化合物：待筛选化合物。

（2）细胞：人肺腺癌细胞 A549。

（3）仪器：倒置显微镜、二氧化碳培养箱、超净工作台、酶标仪等。

（4）试剂耗材：DMEM 培养液、胎牛血清（FBS）、胰酶、青霉素-链霉素双抗、磷酸盐缓冲液（PBS）、96 孔细胞培养板、移液器、移液枪头、离心管等。

实验方法与步骤

1. 试剂配制

（1）细胞冲洗液：PBS，取一包 PBS 粉末（成分为 NaCl 8.00 g，KCl 0.20 g，KH_2PO_4 0.20 g，$Na_2HPO_4 \cdot 12H_2O$ 1.15 g），加超纯水溶解至 1 000 mL，将 pH 调至 7.4，高压灭菌。

（2）胰酶消化液：胰酶细胞消化液（含酚红），含 0.25% 胰酶、0.02% EDTA 和酚红指示剂。

（3）细胞培养液：DMEM 培养液配制，取一袋干粉型 DMEM 培养基倒入 1 L 大烧杯中，加入丙酮酸钠 0.1 g、$NaHCO_3$ 2 g，加入磁力转子并置于磁力搅拌器上充分搅拌，加超纯水溶解至 1 000 mL。调节培养液的 pH，用 pH 精密试纸观察，调 pH 至 7.2 ~ 7.4 即可。以过滤法除菌，所使用的滤器为 O_2 加压过滤，滤膜的孔径为 0.22 μm，滤膜事先高压灭菌。分装，每瓶 100 mL，密封，备用。临用前于每瓶中加入 1 mL 100 倍双抗溶液及 10 mL FBS。

（4）待筛选药物储备液：现配现用。称取适量；使用 DMSO 溶解，终浓度为 10 mmol/L，储存于 -20 ℃ 备用；使用前用温浴后的完全培养基逐级稀释至所需浓度。

（5）MTT 储备液（5 mg/mL）：称取 5 mg MTT 固体粉末，用 PBS 溶液溶解成 5 mg/mL，针头滤器过滤灭菌，于 -20 ℃ 避光保存。

2. 细胞培养

（1）细胞的复苏。

1）开启水浴锅，调至 37 ℃，从液氮罐中取出存有 A549 细胞的冻存管，放于 37 ℃ 温水中，用镊子夹住轻轻摇动使其迅速融化。

2）在无菌操作台中使用 75% 的乙醇彻底擦拭冻存管，然后打开冻存管，注意动作要轻柔。

3）将冻存管的细胞转移到 15 mL 离心管，加入培养基稀释 10 倍，1 000 r/min，离心 3 ~ 5 min。

4）将上清液去除，加入 5 mL 预热的细胞培养液将细胞吹散开，转移至 25 cm^2 培养瓶中。

5）倒置显微镜下观察，37 ℃、5% CO_2 培养箱中培养。

6）24 h 后，更换新的培养液。

7）常规传代培养。

（2）A549 细胞更换新的培养液。

1）无菌操作打开培养瓶瓶盖，倒掉培养液。

2）用 1 mL PBS 反复冲洗细胞 2～3 遍。

3）加入 5 mL 新鲜的预热至 37 ℃的培养液。

4）倒置显微镜下观察，37 ℃、5% CO_2 培养箱中培养。

（3）A549 细胞的传代。

1）无菌操作打开培养瓶瓶盖，倒掉培养液。

2）向已经长满的细胞中加入 1 mL PBS 溶液，轻轻摇动培养瓶，使 PBS 溶液流遍所有的细胞表面，吸弃或倒掉，轻轻冲洗细胞表面 2～3 遍，以尽可能去除原培养液中的牛血清。

3）加入 1 mL 消化液，在 37 ℃培养箱中孵育 3～5 min 后把培养瓶放置在倒置显微镜下观察，发现细胞的胞质回缩、胞间质增大后，立即弃消化液，终止消化。

4）加入 5 mL 预热至 37 ℃的培养液，用玻璃吸管反复吹打以分散细胞。吹打过程按顺序进行，从培养瓶底部一边开始到另一边结束，以确保所有的底部都被吹到。

5）吸取一半的细胞悬液，接种到新的 25 cm^2 培养瓶中，补足培养液至 6 mL。

6）倒置显微镜下观察，37 ℃、5% CO_2 培养箱中培养。

细胞培养注意事项

1）所有液体在加入细胞培养瓶前均应预热到 37 ℃。

2）细胞消化传代时吹打不要产生气泡，吹打力量不宜过大，否则会损伤细胞。

3）严格按照无菌操作的要求。

4）尽可能减少消化液剩余量，过多时会对细胞产生损伤，可多添加些含牛血清的培养液中和。

5）培养瓶在室温中放置时间应尽可能短。

---

3. 细胞检测

（1）以一般细胞培养常用的 25 cm^2 培养瓶为例，当细胞密度达到 80%～90% 时，消化离心收集后，将上清液去掉，加入 3 mL 培养基使其混匀。调整细胞悬液浓度，使待测细胞密度为 5 000 个细胞/孔，96 孔板每孔加入 100 μL。

（2）在 37 ℃、5% CO_2 条件下孵育，至细胞单层铺满孔底（96 孔平底板）。一般在次日上午加入待筛选药物。设置药物浓度梯度为 100、50、25、12.5、6.25、3.125 μg/mL，每孔 100 μL，设 3 个复孔。

（3）在 37 ℃、5% CO_2 条件下孵育 24 h，置于倒置显微镜下观察。

（4）每孔加入 20 μL MTT 溶液（5 mg/mL，即 0.5% MTT），继续培养 4 h。

（5）终止培养，小心吸去孔内培养液。

（6）每孔加入 150 μL DMSO，置摇床上低速振荡 10 min，使结晶物充分溶解。使用酶标仪测量各孔 570 nm 处的吸光值。

（7）同时设置调零孔（培养基、MTT、DMSO），对照孔（细胞、相同浓度的药物溶解介质、培养液、MTT、DMSO）。

实验结果

IC_{50} 计算公式为：$\lg IC_{50} = Xm - I \left[P - (3 - Pm - Pn) / 4 \right]$。

Xm：最大剂量的常用对数，I：最大剂量/相临剂量的常用对数，P：阳性反应率之和，Pm：最大阳性反应率，Pn：最小阳性反应率。

各药物浓度作用于 A549 细胞后所得 MTT OD 值见表 2 - 1 - 1 - 1。

表 2 - 1 - 1 - 1　**各药物浓度作用于 A549 细胞后所得 MTT OD 值**

药物浓度/$\mu g \cdot mL^{-1}$	100	50	25	12.5	6.25	3.125	0
OD 均值	0.080	0.093	0.236	0.374	0.441	0.531	0.614

公式中的最大/最小阳性反应率就是最大/最小抑制率，公式如下：

$$抑制率 = 1 - 加药组\ OD\ 值 / 对照组\ OD\ 值$$

例如，对于 100 μg/mL 的药物，其抑制率 = 1 - 0.080/0.614 = 0.869（表 2 - 1 - 1 - 2）。

表 2 - 1 - 1 - 2　**各组抑制率**

药物浓度/$\mu g \cdot mL^{-1}$	100	50	25	12.5	6.25	3.125
抑制率	0.869	0.849	0.616	0.391	0.282	0.135

代入计算公式，得：$Pm = 0.869$，$Pn = 0.135$，$P = 0.869 + 0.849 + 0.616 + 0.391 + 0.282 + 0.135 = 3.142$，$Xm = \lg 100 = 2$，$\lg I = \lg 100/50 = 0.301$，$\lg IC_{50} = 2 - 0.301 \times [3.142 - (3 - 0.869 - 0.135)/4] = 1.655$，$IC_{50} = 45.186$。

待筛选化合物的 IC_{50} 值为 45.186 μg/mL。

结果评价：通常与同类药物相互比较，待筛选药物的 IC_{50} 值越小，其对人肺腺癌细胞 A549 增殖的抑制能力越强。

实验二　蛋白酶 Caspase-3 抑制剂筛选

实验背景

Caspases 是近年来发现的一组存在于胞质溶胶中的结构上相关的半胱氨酸蛋白酶，它们的一个重要共同点是活性位点都含有半胱氨酸，并特异地断开天冬氨酸残基后的肽键。半胱氨酸蛋白酶切割其作用底物而留下 1 个天冬氨酸残基，在细胞凋亡的启动和执行过程中起关键性作用。目前已克隆获得的 Caspase 共有 14 种，正常情况下，Caspase 酶以无活性的酶原（proenzymes）形式存在，必须经过线粒体途径、死亡受体途径、内质网途径等激活以后才可以发挥作用。当受到凋亡信号刺激时，上游的 Caspase 能次序地激活下游的 Caspase，形成级联反应，将凋亡信号一级级传到凋亡底物。

人的 Caspase-3 基因定位于 4q32 - 4q35.1 处，在正常状况下，胞质中的 Caspase-3 无活性，以 Procaspase-3 形式存在。当细胞接受凋亡刺激时，它被系列反应激活，进而诱导细胞发生凋亡。因此，Caspase-3 的表达不但反映细胞的凋亡水平，而且反映凋亡启动因素的存在。Caspase-3 广泛分布于各种不同类型的细胞中，表达在多种正常组织中，包括淋巴结、骨髓、上皮等，在某些恶性肿瘤组织中也有表达。

近年来各种基因敲除实验和动物模型显示，抑制 Caspase-3 活性将显著阻滞体外和体内的细胞凋亡，这对于研究肿瘤、自身免疫性疾病、病毒性感染以及各种神经退行性疾病的发生发展，探索治疗方案具有非常重要的价值。

Caspase-3 正常以酶原（32 KD）的形式存在于胞质中，没有活性。在凋亡的早期阶段，它被激活；活化的 Caspase-3 由两个大亚基（17 KD）和两个小亚基（12 KD）组成，裂解相应的胞质、胞核底物，最终导致细胞凋亡。但处于晚期凋亡以及死亡的细胞中 Caspase-3 的活性明显下降，会影响 Caspase-3 活性检测结果，建议选择早期和中期凋亡的细胞进行检测（图 2 - 1 - 2 - 1）。

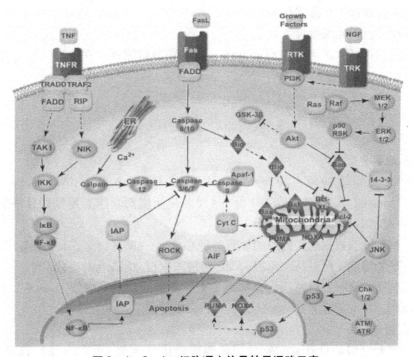

图 2 - 1 - 2 - 1　细胞凋亡信号转导通路示意

实验目的

筛选具有抑制 Caspase-3 活性的抑制剂，为与 Caspase-3 相关疾病的治疗提供新的思路与方法。

实验原理

小分子化合物对酯酶的抑制活性的测试方法多采用荧光检测法，其原理是：活化的 Caspase-3 能够特异切割 D1E2V3D4-X 底物，水解 D4-X 肽键。根据这一特点，设计出荧光物质耦联的短肽 Ac-DEVD-AMC。在共价耦联时，AMC 不能被激发产生荧光，短肽被水解后释放出 AMC，自由的 AMC 才能被激发并发射荧光（AMC 在以 355 nm 为激发波长，以 460 nm 为发射波长下呈现最大的荧光强度值）。根据释放的 AMC 荧光强度的大小，可以测定 Caspase-3 的活性，从而反映 Caspase-3 被活化的程度。当抑制剂抑制 Caspase-3 的活性后，酶降解底物的能力下降，荧光的增加速率变小，故可间接用荧光增加速率的减小来判断抑制剂的抑制活力。

实验材料

（1）化合物：待筛选化合物。

（2）仪器：荧光酶标仪。

（3）试剂耗材：酶活性检测缓冲液、酶溶液、酶标板、移液器、移液枪头、离心管等。

实验方法与步骤

1. 试剂溶液配制

（1）酶反应缓冲液：20 mmol/L HEPES, 0.1M NaCl, 10% Sucrose, 0.1% CHAPS, 2 mmol/L EDTA, 调节 pH 为 7.4（若使用试剂盒则参照试剂盒中缓冲液使用即可），配制 100 mL 备用。

（2）酶溶液：根据购买的酶的说明书将 Caspase-3 酶稀释至 5 U/μL 备用。

（3）底物溶液：配制 Ac-DEVD-AMC 溶液浓度至 20 μg/mL 备用。

（4）待测化合物：将待测化合物用 DMSO 溶液配制成终浓度 1 nmol/L、2 nmol/L、4 nmol/L、8 nmol/L、16 nmol/L、32 nmol/L 使用。

2. 实验过程

（1）实验组别的设计。实验分为阴性对照组（表 2 - 1 - 2 - 1）、阳性对照组（表 2 - 1 - 2 - 2）和实验组（表 2 - 1 - 2 - 3）。

表 2 - 1 - 2 - 1 阴性对照组

DMSO	Caspase-3	酶反应缓冲液	Ac-DEVD-AMC	总体积
X μL	1 μL	49 - X	50 μL	100 μL

表 2 - 1 - 2 - 2 阳性对照组

Ac-DEVE-CHO	Caspase-3	酶反应缓冲液	Ac-DEVD-AMC	总体积
终浓度 1、2、4、8、16、32 nmol/L	1 μL	—	50 μL	100 μL

表 2 - 1 - 2 - 3 实验组

待测化合物	Caspase-3	酶反应缓冲液	Ac-DEVD-AMC	总体积
终浓度 1、2、4、8、16、32 nmol/L	1 μL	—	50 μL	100 μL

（2）实验步骤。

1）向 96 孔板孔中加入酶反应缓冲液，Caspase-3，再加入待测化合物（对照组为 DMSO）混匀，置于 37 ℃度恒温箱孵育 30 min。

2）加入底物 Ac-DEVD-AMC 混匀，置于荧光酶标仪中室温检测。

实验结果分析

抑制剂对酶的 IC_{50} 是指当酶活力被抑制 50% 时的抑制剂浓度。

计算方法：

（1）荧光值的点所组成的线的斜率为酶反应速率，其中阴性对照组记为 V_0，实验组为 V_i，以 $1 - V_i/V_0$ 表示待测化合物的抑制率。比较对照组与实验组的斜率，从而判断所测化合物是否对 Caspase-3 有抑制作用。

（2）以所加化合物的浓度为横坐标，以 $1 - V_i/V_0$ 的值为纵坐标，作出相应的曲线，在 $1 - V_i/V_0$ 为 0.5 处所对应的待测化合物的浓度为该化合物对酶的 IC_{50}。

实验三 NFκB 核转位化合物筛选

实验目的

筛选具有促进或抑制 NFκB 核转位的化合物。

实验原理

细胞株 NFκB – U2OS，即在人骨肉瘤中提取的上皮黏附细胞（U2OS），稳定表达了带有 EGFP 标签的 NFκB 蛋白。NFκB 在细胞因子诱导的基因表达中起关键性的调控作用，它调控的基因编码急性期反应蛋白、细胞因子、细胞黏附分子、免疫调节分子、病毒瘤基因、生长因子、转录和生长调控因子等。通过调控多种基因的表达，NFκB 参与免疫反应、炎症反应、细胞凋亡和肿瘤发生等多种生物进程。标准的 NFκB 为 p50 和 p65 的二聚体。静止状态时，NFκB 以无活性的潜在状态存在于细胞质中，它与抑制因子 IκB 结合组成 1 个三聚体 p50-p65-IκB。在激动剂脂多糖、前炎性细胞因子 TNF-α、IL – 1 及丝裂原等作用下，IκBs 在 SCF-E3 泛素化酶复合体的催化作用下多泛素化而被蛋白酶降解，活化的 NFκB 转位到核内，与相关的 DNA 基序结合以诱导靶基因转录。通过高内涵筛选仪器检测 EGFP 的荧光信号分布情况，从而观察 NFκB 的核转位情况（图 2 – 1 – 3 – 1）

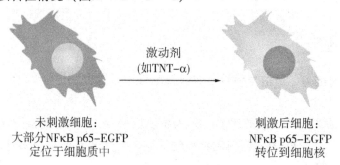

激动剂
（如TNT–α）

未刺激细胞：
大部分NFκB p65–EGFP
定位于细胞质中

刺激后细胞：
NFκB p65–EGFP
转位到细胞核

图 2 – 1 – 3 – 1 NFκB 核转位

实验材料

（1）化合物：待筛选化合物。

（2）细胞：稳转 NFκB-EGFP 的人骨肉瘤中提取的上皮黏附细胞 NFκB-EGFP-U2OS。

（3）仪器：倒置显微镜、二氧化碳培养箱、超净工作台、高内涵筛选仪器等。

（4）试剂耗材：DMEM 培养液、胎牛血清、胰酶、青霉素 – 链霉素双抗、PBS 溶液、TNF-α、Hoechst 33258、96 孔细胞培养板、移液器、移液枪头、离心管等。

实验方法与步骤

1. 试剂配制

（1）细胞培养液：DMEM 培养液的配制同第二编第一章实验一，临用前加入 1% 双抗液，10% FBS，0.5 mg/mL G418。

（2）细胞冲洗液：PBS 溶液配制同第二编第一章实验一。

（3）细胞消化液：胰酶溶液配制同第二编第一章实验一。

（4）细胞 Wash Buffer：DMEM 溶液，加 1% 双抗，1% FBS。

（5）Assay buffer：DMEM 溶液，加 1% 双抗。

（6）对照品储备液：将 10 μg TNF-α 溶于 1 mL PBS 溶液中，加入 0.1% BSA。

（7）细胞固定液：4% 多聚甲醛。

（8）Hoechst 溶液：将 Hoechst 染料溶于 DMSO 中配制成 10 mmol/L 的储备液。将 2.5 mL Triton X-100 完全溶解于 500 mL PBS 溶液，加入 50 μL 的 10 mmol/L Hoechst 储备液，制成 1 μmol/L 的 Hoechst 溶液备用。

（9）待测化合物溶液配制：称取适量；用 DMSO 溶解，终浓度为 10 μg/mL，储存于 –20 ℃ 备用；使用前用温浴后的完全培养基逐级稀释至所需浓度。

2. 细胞培养

（1）细胞的复苏。

1）开启水浴锅，调至 37 ℃，从液氮罐中取出存有 A549 细胞的冻存管，放于 37 ℃ 温水中，用镊子夹住轻轻摇动使其迅速融化。

2）在无菌操作台中使用 75% 的乙醇彻底擦拭冻存管，然后打开冻存管，注意动作要轻柔。

3）将冻存管的细胞转移到 15 mL 心管，加入培养基稀释 10 倍，1 000 r/min，离心 3 ～ 5 min。

4）将上清液去除，加入 5 mL 预热的细胞培养液将细胞吹散开，转移至 25 cm² 培养瓶中。

5）倒置显微镜下观察，37 ℃、5% CO_2 培养箱中培养。

6）24 h 后，更换新的培养液。

7）常规传代培养。

（2）NFκB-EGFP-U2OS 细胞更换新的培养液。

1）无菌操作打开培养瓶瓶盖，倒掉培养液。

2）用 1 mL PBS 反复冲洗细胞 2 ～ 3 遍。

3）加入 5 mL 新鲜的预热至 37 ℃ 的培养液。

4）置于倒置显微镜下观察，37 ℃、5% CO_2 培养箱中培养。

（3）NFκB-EGFP-U2OS 细胞的传代。

1）无菌操作打开培养瓶瓶盖，倒掉培养液。

2）向已经长满的细胞中加入 1 mL PBS 溶液，轻轻摇动培养瓶，使 PBS 溶液流遍所有的细胞表面，吸弃或倒掉，轻轻冲洗细胞表面 2～3 遍，以尽可能去除原培养液中的牛血清。

3）加入 1 mL 消化液，在 37 ℃培养箱中孵育 3～5 min 后把培养瓶放置在倒置显微镜下观察，发现细胞的胞质回缩、胞间质增大后，立即弃消化液，终止消化。

4）加入 5 mL 预热至 37 ℃的培养液，用玻璃吸管反复吹打以分散细胞。吹打过程按顺序进行，从培养瓶底部一边开始到另一边结束，以确保所有的底部都被吹到。

5）吸取一半的细胞悬液，接种到新的 25 cm^2 培养瓶中，补足培养液至 6 mL。

6）倒置显微镜下观察，转移到 37 ℃、5% CO_2 培养箱中培养。

3．细胞检测

（1）收集上述对数期细胞，调整细胞悬液浓度至每毫升 30 000 个细胞，每孔加入 200 μL，铺板使待测细胞调密度至每孔 6 000 个细胞。

（2）5% CO_2、37 ℃培养箱中孵育 18～24 h。

（3）轻柔去掉各孔细胞培养基，用 100 μL 细胞冲洗缓冲液（wash buffer）清洗各孔 2 次。

（4）加入 180 μL 细胞 wash buffer，于培养箱中孵育 18～24 h。

（5）配制 10 倍对照品或待测化合物稀释液。即 3 mL 检测缓冲液（assay buffer）+30 μL 10 μg/mL TNF-α 储备液/化合物储备液 +75 μL DMSO，此时 DMSO 含量为 2.5%，TNF-α/化合物浓度为 100 ng/mL。

（6）加入 20 μL 10 倍稀释的对照品 TNF-α 或待测化合物至相应孔中，于培养箱中孵育 30 min。

（7）扬弃各孔细胞溶液，加入 150 μL 的 4% 多聚甲醛固定液，室温下放置 20 min。

（8）用 200 μL PBS 溶液清洗各孔 4 次。

（9）弃掉 PBS 溶液，各孔加入 100 μL 1μM Hoechst 溶液。

（10）用锡纸封住 96 孔板，暗室下放置 30 min，置于 Cellomics ArrayScan VTI 高内涵筛选仪器下，观察 NFκB 核转位情况（图 2 - 1 - 3 - 2）。

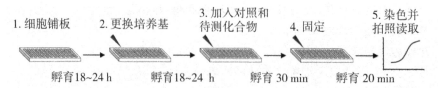

图 2 - 1 - 3 - 2　NFκB 核转位实验流程

实验结果

（1）NFκB 核转位图像结果见图 2 - 1 - 3 - 3。

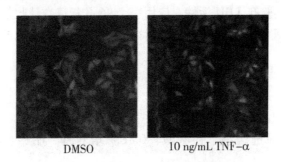

DMSO　　　　　　　10 ng/mL TNF-α

图 2 - 1 - 3 - 3　NFκB 核转位图像结果

（2）观察实验数据"MEAN_ CircRingAvgIntenDiffCh2"，差值越大，说明 NFκB 入核越明显。

实验四　抗谷氨酸诱导的 HT-22 细胞损伤化合物筛选

实验目的

筛选出具有抗氧化应激作用和神经保护作用的药物。

实验原理

HT-22 细胞是一种永生化的小鼠海马神经元细胞系。谷氨酸对细胞的作用主要包括以下两个途径：①通过谷氨酸受体介导的兴奋性毒性；②通过降低细胞内谷胱甘肽水平引起氧化应激损伤。由于 HT-22 细胞缺少谷氨酸受体，因此该细胞暴露在高浓度谷氨酸下能够产生明显的氧化应激损伤。该模型是研究氧化应激的一种经典模型。

MTT（methyl thiazolyl tetrazolium）是 3 -（4,5 - 二甲基噻唑 - 2）- 2,5 - 二苯基四氮唑溴盐的简称。MTT 法是由 Mosmann 发明的一种可方便快捷地检测活细胞、反映细胞增殖情况的比色分析法。由于 MTT 是琥珀酸脱氢酶的一种底物，而琥珀酸脱氢酶仅存在于活细胞的线粒体内，在该酶的作用下，MTT 被代谢成甲䐛（formazane），由淡黄色变成蓝紫色，沉积在细胞内或细胞周围，二甲基亚砜能溶解细胞中的蓝紫色结晶物。在一定的细胞数范围内，MTT 结晶物的量与细胞数成正比，故用酶联免疫检测仪在 570 nm 波长下测定其吸光值，可间接反映活细胞的数量。

乳酸脱氢酶（lactic dehydrogenase，LDH）是一种极为稳定的细胞质酶，在浆内含量丰富，正常时不能通过细胞膜，当细胞受损或死亡时可释放到外部，因此细胞死亡数目与培养上清中 LDH 活性成正比。LDH 催化乳酸形成丙酮盐，和 INT（四唑盐类）反应转化成红色甲臜化合物，可通过酶标仪进行检测。吸光值与裂解细胞数目成正比。用比色法测定实验孔 LDH 活性，应用一个 96 孔板读数计收集可见光波长的吸收值数据，并与靶细胞对照孔进行比较，可计算效应细胞对靶细胞的杀伤百分率。

实验材料

（1）细胞：小鼠海马细胞系神经细胞株 HT-22。

（2）试剂：待筛选药物、谷氨酸、DMEM 培养基、胎牛血清、MTT、DMSO、LDH 试剂盒。

（3）仪器：电子天平、CO_2 恒温培养箱、倒置显微镜、细胞培养板、恒温震荡箱、酶标仪。

实验方法与步骤

1．MTT 法检测细胞活力

（1）实验试剂配制。

1）待筛选药物储备液：称取适量待筛选药物，使用 DMSO 溶解，终浓度为 10 mmol/L，储存于 -20 ℃备用；使用前用温浴后的完全培养基逐级稀释至所需浓度。溶液状态的不稳定的药物应现配现用。

2）MTT 储备液（5 mg/mL）：称取 5 mg MTT 固体粉末，用 0.01 mol/L PBS 溶解成 5 mg/mL，针头滤器过滤灭菌，-20 ℃避光保存。

3）谷氨酸储备液：称取适量谷氨酸，用无菌 PBS 溶解，至 100 mmol/L，储存于 4 ℃备用；使用前用温浴后的完全培养基逐级稀释至所需浓度。

（2）实验步骤。

1）HT-22 细胞以含 10% 胎牛血清的 DMEM 完全培养基，在 37 ℃、5% CO_2 培养箱中常规培养，每 2～3 天传代 1 次。

2）收集对数生长期 HT-22 细胞，以 0.25% 胰酶消化后，PBS 洗涤 2 次，完全培养基重新悬浮，使用 96 孔板铺板，每加入 100 μL 细胞悬液，调整细胞密度至 4×10^3 个/孔（边缘孔用无菌 PBS 填充，防止边缘效应）。设置空白对照组、2 mmol/L 谷氨酸模型组、2 mmol/L 谷氨酸＋药物组（查阅相关文献设置药物浓度组）。每组设 3 个复孔，重复 3～5 次。

3）待细胞贴壁，密度达到 60%～70% 时加入 100 μL 给定浓度的待测药物溶液（加到培养基里使成 100 μL）预处理 30 min，再加入谷氨酸处理 24 h。空白对照组加入相同体积的培养液，溶剂对照组加入相同体积的 DMSO。

4）培养结束后，每孔加入含 10 μL MTT 溶液（5 mg/mL）的培养基继续培养 1 h。

5）小心弃去含 MTT 的培养液，每孔加入 100 μL DMSO，置 37 ℃恒温摇床上低速振荡 15 min，使生成物结晶 formazan 充分溶解。

6）在酶标仪上测定各孔吸光度值，波长为 570 nm。同时设置调零孔即空白组（培养基、MTT、DMSO）。

$$存活率(\%) = (A_{样品} - A_{空白}) / (A_{对照} - A_{空白}) \times 100\%$$

注：空白对照组细胞存活率设为 100%。

2. LDH 法测神经细胞毒性

实验步骤：细胞的分组与处理均与 MTT 实验相同。细胞加药处理结束后，小心吸取培养基上清，按 LDH 检测试剂盒说明书进行操作。最后在酶标仪上测定各孔吸光度值，测定波长为 450 nm。

实验结果与处理

实验数据以 $\bar{x} \pm s$ 表示，t 检验法分析不同试验组间的差异，$P < 0.05$ 具有统计学意义。

实验五　抗 AChE/BuChE 化合物筛选

实验目的

筛选具有抗 AChE/BuChE 作用的化合物；了解相关的实验原理。

实验原理

小分子化合物对胆碱酯酶的抑制活性的测试方法多采用 Ellman 法，其原理是：乙酰胆碱酯酶（丁酰胆碱酯酶）能水解硫代乙酰胆碱（硫代丁酰胆碱），产生的硫代胆碱，它能与 5,5'-二硫代双硝基对苯甲酸（DTNB）反应，生成的黄色 5-硫-2-硝基苯甲酸可在 412 nm 处产生紫外吸收。其反应式见图 2-1-5-1。

抑制剂对酶抑制作用的强弱可以由 IC_{50} 值（酶的活性降为未加任何物质时活性的一半时所加抑制剂的浓度）来研究，IC_{50} 值越小，说明抑制酶活性一半时所需抑制剂的浓度越小，即此种物质对酶的抑制作用越强。而酶活力可用在一定的条件下酶催化某一化学反应的反应速度来表示。酶催化的反应速率愈大，酶的活力就越大；反应速率愈小，酶的活力就越低。因此测定酶的活力就是测定酶所催化的化学反应的速度。化学反应速度可用单位时间内底物的减少量或产物的生成量来表示。当化合物对胆碱

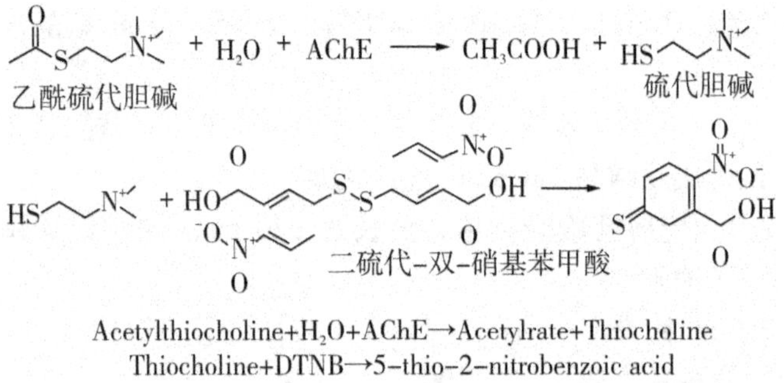

Acetylthiocholine+H$_2$O+AChE→Acetylrate+Thiocholine
Thiocholine+DTNB→5-thio-2-nitrobenzoic acid

图 2-1-5-1 Ellman 法的反应式

酯酶的有抑制作用时，单位时间内生成的黄色 5-硫-2-硝基苯甲酸量会减少，颜色越浅，表明抑制能力越强。

实验方法与步骤

1. 主要试剂的配制

（1）酶反应缓冲液。0.1 mol/L pH 8.0 磷酸盐缓冲溶液（PBS）：称取 7.9 g NaCl，0.2 g KCl，1.44 g Na$_2$HPO$_4$，1.8 g KH$_2$PO$_4$，用 90 mL 超纯水溶解，用 pH 计调 pH 至 8.0，定容至 100 mL，高压灭菌，室温保存。

（2）酶稀释液。称取 10 mg 明胶加入 5 mL 0.1 mol/L PBS（pH 8.0），37 ℃ 水浴溶解。完全溶解后，用 0.45 μm 滤膜过滤去除杂质。

（3）酶溶液。

乙酰胆碱酯酶（Ee AChE，以下称 AChE）储备液（30 U/mL）：称取 1 mg AChE（525 U/mg，Sigma）固体粉末溶于预冷的 17.5 mL 明胶水溶液（1 mg/mL）。溶解混匀后，冰水浴分装，每管 200 μL，−80 ℃ 保存。现用现配，使用前用酶稀释液稀释成 3 U/mL。

丁酰胆碱酯酶（BuChE）储备液（50 U/mL）：称取 20 mg BuChE（11.4 U/mg，Sigma）溶于 4.56 mL 超纯水中。溶解混匀后，冰水浴分装，每管 200 μL，−80 ℃ 保存。现用现配，使用前用酶稀释液稀释成 5 U/mL。

（4）底物溶液。

硫代乙酰胆碱（acetylthiocholine iodide）储备液（0.1 mol/L）：称取 29.3 mg 溶于 1 mL 超纯水中，溶解混匀后，冰水浴分装，每管 200 μL，−20 ℃ 保存。使用前用 0.1 mol/L PBS（pH 为 8.0）稀释成 5 mmol/L，500 μmol/L，250 μmol/L，125 μmol/L，62.5 μmol/L，31.25 μmol/L。

硫代丁酰胆碱（Acetylthiocholine iodide）储备液（0.1 mol/L）：称取 31.2 mg 溶于 1 mL 超纯水中，溶解混匀后，冰水浴分装，每管 200 μL，−20 ℃ 避光保存。使用前用 0.1 mol/L PBS（pH 8.0）稀释成 5 mmol/L。

（5）DTNB 溶液。DTNB 储备液（10 mmol/L）：称取 39.6 mg DTNB 粉末溶于 10 mL 0.1 mol/L PBS（pH 为 8.0），再加入 15 mg NaHCO$_3$，溶解混匀后，冰水浴分装，每管 200 μL，−20 ℃ 避光保存。使用前稀释成 2.5 mmol/L。

2. 化合物对胆碱酯酶的抑制活性

反应体系总体积 200 μL，其中 AChE 终浓度为 0.03 U/mL（BuChE 终浓度为 0.05 U/mL），DTNB 终浓度 500 μmol/L，底物硫代乙酰胆碱或硫代丁酰胆碱终浓度 500 μmol/L，同时设对照组（0.1 mol/L pH 8.0 PBS 代替待测化合物）和空白组（酶稀释液代替酶溶液）。

96 孔板中每孔加入 2 μL 酶溶液（或酶稀释液），40 μL DTNB，118 μL PBS，20 μL 待测化合物（10×）。37 ℃ 孵育 20 min，最后加入 20 μL 底物。在 412 nm 处测定 5 min 内吸光度变化（每隔 1 min 读数 1 次）。单次实验每个浓度设 2 个复孔，重复 3 次实验。

3. 胆碱酯酶的抑制动力学

选择 3 个梯度浓度的 T3CA（0 nmol/L、100 nmol/L 和 500 nmol/L），分别在 5 个不同浓度的底物（31.25 μmol/L、62.5 μmol/L、125 μmol/L、250 μmol/L 和 500 μmol/L）下，按照化合物对胆碱酯酶的抑制活性实验步骤检测酶反应速率。

以酶催反应的速率 V 的倒数和底物浓度倒数作图，以不加抑制剂的为控制线，得到化合物对胆碱酯酶的 Lineweaver-Burk 动力学曲线图。

实验结果

通过 Ellman 比色法，检测合成的化合物，以及阳性对照药他克林和阴性对照药咖啡酸对 AChE 和 BuChE 的抑制作用，结果见表 2 − 1 − 5 − 1。

表 2 − 1 − 5 − 1　他克林和咖啡酸对 AChE 和 BuChE 抑制作用对照

化合物	$IC_{50} \pm SEM$（μmol/L）		BuChE/AChE IC_{50}
	AChE	BuChE	

实验六　化合物×××体外抑菌 **MIC** 测定实验

实验目的

（1）观察化合物×××体外抗菌作用，学习微量液体稀释法测定最低抑菌浓度（minimal inhibitory concentration，MIC）。

（2）学习细菌培养、接种等基本操作技术。

实验原理

MIC 即抑制细菌生长的最低药物浓度。在无菌阴性对照情况下，加药后的菌液培养 18～24 h 后，在确认生长对照孔中有细菌生长、阴性对照孔中无细菌生长的条件下，没有细菌生长的微量孔中抗生素最小浓度即为被测药物的最小抑菌浓度。一般采用比浊度或者吸光度最接近阴性对照孔所对应的药物浓度。有多种方法测定 MIC，常用的有常量肉汤稀释法（试管法）、微量肉汤稀释法、琼脂稀释法等。MIC 测定常参考美国临床和实验室标准委员会（Clinical and Laboratory Standards Institute，CLSI）的标准方法。本实验方法参照 CLSI 的微量液体稀释法。

实验材料

（1）实验菌株。药敏试验质控菌株，购于中国医学细菌保藏管理中心（China MicrobiologicaL Culture Collection Center，CMCC）。

（2）试剂。培养基、牛肉粉、酸水解酪蛋白、可溶性淀粉、药物溶剂、化合物×××等。

（3）实验仪器。摇床、生物安全柜、超净工作台、恒温培养箱、细菌浓度仪、酶标仪、高压灭菌锅、无菌 12 孔酶标条、微量加样器、酒精灯等。

实验方法与步骤

1. 培养基制备

参照美国临床和实验室标准委员会的方法选取 Mueller-Hinton（MH）肉汤培养。MH 肉汤培养基是常用的 MIC 测定用液体培养基，需氧菌及兼性厌氧菌在此培养基中生长良好。添加阳离子 MH 肉汤（cation supplemented Mueller-Hinton broth，CSMHB），其组成与制备方法如下：牛肉浸液 300 mL（或牛肉膏 2.0 g），酪蛋白氨基酸水解物（casamino acid）17.5 g，可溶性淀粉（starch）1.5 g，蒸馏水 1 000 mL。于室温下

（25℃）调节 pH 为 7.2～7.4，于 115 ℃高压灭菌 15 min。在灭菌的 MH 肉汤中无菌添加阳离子 Ca^{2+}、Mg^{2+}，即得测定 MIC 用的液体培养基 CSMHB。

取 3.68 g 氯化钙（$CaCl_2 \cdot 2H_2O$）用 100 mL 蒸馏水溶解。过滤除菌，取 2.5 mL 加入灭菌的 1 000 mL MH 肉汤中，Ca^{2+} 浓度为 25 mg/L。

取 4.18 g 氯化镁（$MgCl_2 \cdot 6H_2O$）用 100 mL 蒸馏水溶解，过滤除菌，取 2.5 mL 也加入上述灭菌的 1 000 mL MH 肉汤中，Mg^{2+} 浓度为 12.5 mg/L。

2. 抗菌药物贮存液制备

水溶性抗菌药用无菌的蒸馏水溶解，在水中不溶解或难溶的抗菌药可先用少量乙醇、缓冲液、二甲基亚砜（DMSO）溶解后再用无菌蒸馏水或无菌缓冲液稀释成抗菌药原液。溶媒在微孔的终浓度不超过 0.1%（V/V），抗菌药原液再用无菌 CSMHB 稀释成 10 倍抗菌药应用液。抗菌药物贮存液或者母液浓度不应低于 1 000 μg/mL（如 5 120 μg/mL、2 560 μg/mL、1 280 μg/mL 或更高浓度）或 10 倍于最高测定浓度。配制好的抗菌药物贮存液应贮存于 –60 ℃以下环境，保存期不超过 6 个月。

常用倍比方法稀释抗菌药，在微量板中将抗生素应用液稀释成 512 μg/mL、256 μg/mL、128 μg/mL、64 μg/mL、32 μg/mL、16 μg/mL、8 μg/mL、4 μg/mL、2 μg/mL、1 μg/mL、0.5 μg/mL、0.25 μg/mL、0.12 μg/mL、0.06 μg/mL、0.03 μg/mL ……的倍比稀释系列（2 倍稀释系列）。

倍比稀释法：假设要在 96 孔板安排 128～0.25 μg/mL 的 MH 肉汤稀释的抗菌药浓度梯度，可以按照以下方法进行倍比稀释。第 11 孔安排为抗菌药的 MH 肉汤培养基，作为阴性对照。具体做法：先向第 1 孔加入 100 μL 终浓度为 128 μL/mL 的抗菌药，吸走 50 μL 加入到第 2 孔，向第 2 孔加入 50 μL MH 培养基，混匀后吸走 50 μL 加入到第 3 孔，再向第 3 孔加入 50 μL MH 培养基，混匀后吸走 50 μL 加入到第 4 孔，以此类推，直到第 10 孔，则第 1 孔至第 10 孔药物浓度分别为 128 μg/mL、64 μg/mL、32 μg/mL、16 μg/mL、8 μg/mL、4 μg/mL、2 μg/mL、1 μg/mL、0.5 μg/mL、0.25 μg/mL。

3. 实验设计

实验设立 MH 肉汤对照组、测试菌生长对照组、化合物×××实验组（3 个复孔）。

4. 接种及铺板

（1）以 10% 接种量将 5 mL 菌种培养液接种于装有 45 mL 新鲜 MH 液体培养基的 100 mL 三角瓶中，旋转式摇床 180 r/min，35 ℃有氧培养，使菌液浓度为 1.5×10^9 CFU·mL^{-1}，根据"活菌数 – OD_{600}"标准曲线，OD_{600} 培养至 1.3 用作分析。

（2）MH 肉汤稀释至菌液浓度为 0.5 麦氏浓度，含 $1 \sim 1.5 \times 10^8$ CFU·mL^{-1}。

（3）经 MH 肉汤 1∶100 稀释后制成工作菌液，向每孔中加 50 μL（使每管最终菌液浓度为 $1 \sim 1.5 \times 10^6$ CFU·mL^{-1}）。

（4）设置实验组：采用步骤 2 的倍比稀释法铺板。在对应的孔内加入各药液 50 μL，接着加入新鲜工作菌液 50 μL，最后加入 50 μL MH 培养基，混合均匀，依次接种于 96 孔板，同一浓度 3 个复孔，菌液浓度为 $1 \sim 1.5 \times 10^6$ CFU · mL^{-1}。

5. 化合物×××的 MIC 测定

按照表 2 - 1 - 6 - 1 进行铺板，测定化合物×××的 MIC。在 (35 ± 1)℃培养 20 h（个别细菌应按要求温度培养），不应一次做过多微量板的试验，避免先后拖延导致培养时间和温度的不一致，保温箱培养温度质控界限允许误差范围为 ±1 ℃。

实验分组设计见表 2 - 1 - 6 - 1。

表 2 - 1 - 6 - 1　实验分组设计（每孔体积单位为 μL）

					实验孔						对照孔	
											MH 肉汤对照	测试菌生长对照
孔号	1	2	3	4	5	6	7	8	9	10	11	12
MH 汤					各 50/孔						150	100
菌液					各 50/孔						—	50
药液					各 50/孔						—	—
药物浓度/μg · mL^{-1}	128	64	32	16	8	4	2	1	0.5	0.25	0	0
结果												

实验结果与处理

1. 结果判定

肉眼观察，判定在确认测试菌生长对照孔中有细菌生长、MH 肉汤对照孔中无细菌生长后，凡孔底清晰或不出现沉淀细菌的实验孔最低药物浓度，即为该抗生素对试验菌的 MIC。如果采用 OD_{600} 来判定 MIC，则以 MH 肉汤对照孔调零，$OD_{600} \leqslant 0.01$ 的孔为 MIC。如果不能调零，则给药后的 OD_{600} 与 MH 肉汤对照孔 OD_{600} 大致相等的孔为 MIC。当在微量肉汤稀释法出现单一的跳孔时，应记录抑制细菌生长的最高药物浓度。如出现多处跳孔，则不应报告结果，需重复试验。

2. 实验注意事项

（1）严格遵守实验室安全规定，参加人员经过各项培训考核合格后方允许参与实验，不经过安全培训禁止参加实验。

（2）实验时穿工作衣，戴口罩与手套，做好安全防护。

（3）实验结束后，所有染菌器物均需要高压灭菌后放置于生物垃圾袋内，指定专人回收销毁。一般垃圾放置于生活垃圾处理处。

（陈少锐　李　民　皮荣标）

第二章 非临床药代动力学实验

实验一 HPLC-MS/MS 测定 SD 大鼠血浆化合物×××浓度的方法建立与确证

实验目的

建立测定 SD 大鼠血浆中化合物×××浓度的 HPLC-MS/MS 方法，并进行方法学确证。

实验原理

根据化合物×××及内标物的质荷比（m/z），建立测定 SD 大鼠血浆中化合物×××浓度的 HPLC-MS/MS 方法，并对该方法的专属性、定量下限、标准曲线、回收率、精密度与准确度、稳定性等进行考察验证。

实验材料

（1）实验动物（取空白血）及来源：清洁级 Sprague-Dawley 大鼠，雌雄各半，体重为 180～220 g，由具有资质的实验动物中心提供，具备质量合格证。动物于恒温恒湿房间饲养，保持 12 h 光照循环；期间自由饮水进食，提供实验室标准动物饲料，符合我国《实验动物管理条例》和《医学实验动物管理实施细则》。给药前禁食 12 h，自由饮水。

（2）试剂：待筛选药物标准品（或原料药）、内标物标准品（或原料药）、甲醇、乙腈、乙酸乙酯、甲酸等。

（3）仪器：HPLC-MS/MS、电子天平、真空干燥箱、－20～4 ℃温控范围的冰箱、离心机、移液器、涡旋混合器、超声波清洗机、pH 计等。

（4）色谱柱。

（5）其他耗材：10 mL 容量瓶、量筒、蓝盖瓶、10 mL 棕色离心管、移液管、1.5 mL EP 管、吸头、进样瓶、EP 管板等。

实验方法与步骤

1. 标准储备溶液及工作液的制备

（1）化合物×××标准储备液配制（表2-2-1-1）。精密称取化合物×××标准品（批号：_____，含量：____%）_____ mg（折合化合物××× 10.0 mg），置于10 mL 容量瓶中，先用少量甲醇溶解，然后直接用1∶1甲醇水定容至刻度，得 1 mg·mL^{-1}的化合物×××标准储备液（即1 000.0 ng·μL^{-1}）。再用1∶1甲醇水梯度稀释配制成系列标准工作液，置4 ℃冰箱中避光保存备用。

表2-2-1-1　化合物×××标准储备液配制

	1	2	3	4	5	6	7	8	9
化合物 XXX 储备液浓度/μg·mL^{-1}									
化合物 XXX 储备液体积/mL									
稀释溶液体积/mL									
总体积/mL									
化合物 XXX 标准液浓度/μg·mL^{-1}									
血浆中化合物 XXX 浓度/ng·ml^{-1}									

（2）内标物（化合物B）标准储备液配制（表2-2-1-2）。精密称取内标物（化合物Y）标准品（批号：_____，含量：____%）____ mg（折合化合物Y为 10.0 mg），置于10 mL 容量瓶中，先用少量甲醇溶解，然后用1∶1甲醇水定容至刻度，得1 mg·mL^{-1}的化合物Y标准储备液（即1 000.0 ng·μL^{-1}）。再用1∶1甲醇水梯度稀释配制成系列标准工作液，置4 ℃冰箱中避光保存备用。

表2-2-1-2　内标物标准储备液配制

	1	2	3	4
内标储备液浓度/μg·mL^{-1}				
内标储备液体积/mL				
稀释溶液体积/mL				
总体积/mL				
内标标准液浓度/μg·mL^{-1}				

2．血浆样品前处理方法

血浆样品前处理方法常用的有蛋白沉淀法、固相萃取法、液液萃取法。蛋白沉淀法相对其他方法，操作较为简单快捷，但该方法基质效应严重，常因沉淀不充分而带入大量杂质污染离子源，影响质谱测定，因此不建议在教学过程中使用。固相萃取法则因成本较高，条件优化复杂，稳定性差，也不建议使用。因此，在本科教学阶段，通常使用液液萃取法对血浆样本进行前处理。在本实验中，根据待测化合物×××及内标物的性质，摸索其血浆样品前处理方法，优先选择液液萃取法，或可考虑蛋白沉淀后再真空干燥、复溶。在萃取剂方面，可以选择常规的有机溶剂，如二氯甲烷、三氯甲烷、乙酸乙酯、正己烷、异丙醇、叔丁基甲醚、氯代正丁烷、甲醇、乙腈、氯仿等，最终根据有机溶剂的安全性与经济性、化合物的萃取效率与回收率来综合考虑或确定本实验所需的萃取剂。从而确定化合物 A 在血浆样品中的前处理条件。

3．内标物的选择

在应用 HPLC-MS/MS 分析方法的过程中，选择合适的内标物非常重要。理想的内标物应满足以下条件：内标物理化性质与待测组分相近，在样品中的有较好的溶解性，不与样品发生化学反应；不是体内的内源性成分或药物在体内可能产生的代谢物；内标物的信号不能干扰待测组分的响应，且不受样品中的其他组分干扰等。建议在条件允许的情况下，首选同位素内标。

4．流动相优化

根据待测化合物的结构与性质来选择流动相。有机相是流动相的重要组成部分，对于待测化合物在色谱柱中的分离起到决定性的作用。调整有机相的组成与比例，可以直接改变反相色谱体系中的保留因子，从而改善分离或缩短分析时间。通常来说，HPLC-MS/MS 常用的有机相主要有甲醇、乙腈；常用的水相为超纯水、不同浓度的甲酸或乙酸（浓度一般在 1% 以下，常用的有 0.1%、0.2%、0.5% 和 1%）、甲酸铵或醋酸铵缓冲体系（缓冲体系浓度一般在 10 mmol/L 以下，常用的有 2 mmol/L、5 mmol/L、10 mmol/L）。HPLC-MS/MS 禁止使用非挥发性的盐、无机酸。流动相中有机相与水相的比例主要取决于待测化合物的极性，待测化合物的极性越大，水相所占的比例越大，但水相越大，往往也会同时影响峰型。因此，应综合待测化合物的性质、响应、峰型、色谱柱的类型等因素来优化确定流动相的组成与比例。

在优化流动相过程中，应遵循每次只调整一个条件的原则。使用正离子模式时，如果待测化合物响应太低，可考虑在流动相中加入少量的甲酸；同理，使用负离子模式时，如果待测化合物响应太低，可考虑在流动相中加入少量的醋酸铵或甲酸铵，以提高响应。

5．复溶液的选择

复溶液的组成及比例通常与流动相相同。体积一般采用 200 μL，但当待测物的响应较低时，可适当减少复溶液的体积至 100 μL，以提高待测物的响应。但减少复溶液的体积往往也会增加空白干扰。

6．MS/MS 条件确定

在药代动力学研究过程中，由于生物样品取样量少、药物浓度低、存在内源性物质（如无机盐、脂质、蛋白质、代谢产物等）及个体差异等多种因素影响生物样品测定，因此，对生物样品分析方法的专属性与灵敏度就有更高的要求。

质谱分析离子源主要包括 ESI 源和 APCI 源。根据化合物的极性来选择离子源。弱极性或非极性化合物主要用 APCI 源，而强极性化合物主要采用 ESI 源。通常来说，碱性化合物（含—NH_2 基团）采用正离子方式；而酸性化合物（含—COOH 或—OH 基团）则采用负离子方式。在优化 MS/MS 条件时，一般用甲醇水把待测物配制成 1 ng/μL 的溶液，高速离心后取上清液用于优化 MS/MS 条件。

7. 色谱条件

流动相：根据不同的待测化合物来优化。流速：0.2 mL/min。柱温：根据不同的待测化合物确定，一般是 40 ℃。自动进样器温度：15 ℃（如果待测化合物稳定性差，可以设为 4 ℃）。

8. 标准曲线浓度水平及范围的确定

根据动物预实验的结果来确定分析方法的标准曲线浓度及范围，要求至少使用 6 个校正浓度水平［不包括空白样品（不含分析物和内标物的处理过的基质样品）和零浓度样品（含内标物的处理过的基质样品）］。标准曲线范围应该尽量覆盖预期浓度范围，由定量下限和定量上限（校正标样的最高浓度）来决定。

通过加入已知浓度的待测物（化合物 A）和内标物（化合物 B）到空白基质中，制备各浓度的校正标样，其基质应该与目标试验样品基质相同。在方法验证中，研究的每种待测物和每一分析批，都应该至少有一条标准曲线。建立标准曲线时应随行一个空白样品，但计算时不包括该点。

9. 质控浓度的确定

质控样品及 QC 样品，是指在空白生物基质中加入已知待测物配置的样品，主要是用于检测分析方法的重复性以及评价每一分析批中未知样品分析结果的完整性和准确性。分析方法中的质控浓度通常设置低、中、高 3 个浓度，其中低浓度通常选择在定量下限附近，其浓度为定量下限的 2～3 倍；高浓度接近于标准曲线的上限，其浓度为定量上限的 75%～80%；中间选 1 个浓度为质控中浓度。

分析方法的确证

分析方法的确证分为完全确证与部分确证两种情况。对于首次建立的生物样品分析方法、新的药物或新增代谢产物定量分析，应进行全面的方法学确证。在其他情况下可以考虑进行部分方法确证，如生物样品分析方法在试验室间的转移、定量浓度范围的改变、生物基质改变、稀少生物基质（动物组织样品）、证实复方给药后分析方法的特异性等。方法学确证应考察方法的每一步骤，确定从样品采集到分析测试的全过程中，环境、基质、实验材料或操作上的改变对测试结果的影响。

1. 特异性

至少要考察 6 个来自不同个体的空白生物样品色谱图、空白生物样品外加对照物质色谱图（注明浓度）及用药后实际生物样品色谱图反映分析方法的特异性。

2. 定量下限（LLOQ）与标准曲线

使用与待测样品相同的生物基质制备标准样品，并根据化合物 A 在 SD 大鼠体内的血浆药物浓度范围来确定标准曲线的浓度范围和浓度水平。分别精密吸取与待测样品相同的空白生物基质（根据化合物 A 的灵敏度，空白生物基质体积可选择 100 μL），根据标准曲线的浓度范围加入不同浓度的化合物 A 标准工作液（体积推荐为 10 μL），得系列标准曲线样品，加入内标液（化合物 B）标准工作液（体积推荐为 10 μL，浓度根据在仪器中的响应确定，建议内标物的响应与待测物中浓度响应接近），按血浆样品前处理方法操作后，进行 HPLC-MS/MS 分析。以已知浓度为横坐标，所得不同浓度化合物 A 的峰面积与内标物（化合物 B）峰面积之比为纵坐标，用加权最小二乘法进行回归运算，求得直线回归方程。

按标准曲线的操作方法制备 6 个 LLOQ 样品，并用标准曲线直线回归方程计算 LLOQ 的浓度，并计算 LLOQ 的均值 ± RSD 以及偏差。

3. 回收率

制备含化合物 A 的 3 种浓度的 0.1 mL 大鼠血浆样品（低、中、高每浓度各 5 个样品）为质量控制样品，按血浆样品前处理方法操作后，进行 HPLC-MS/MS 分析，得目标分析物峰面积 A_1，目标分析物峰面积经标准曲线换算得浓度 C。用空白血浆样本处理液制备目标分析物等浓度样本（即取空白血浆 0.1 mL 数份，不加内标液），按血浆样品前处理方法处理后再加入复溶液及化合物 A 和内标液标准工作液配制等浓度样本，进行 HPLC-MS/MS 分析，得目标分析物峰面积为 A_2。依 "（A_1 / A_2）× 100%" 计算提取（绝对）回收率，依 "（C/对应已知浓度）×100%" 计算方法（相对）回收率。

结果应当一致、精密和可重现。内标的提取回收率应趋于一致。

4. 精密度与准确度

制备含化合物 A 的 3 种浓度的 0.1 mL 大鼠血浆样品（低、中、高每浓度各 5 个样品）为质量控制样品，按血浆样品前处理方法操作后，进行 HPLC-MS/MS 分析，考察分析方法的批内精密度与准确度；通过在不同天连续制备并测定至少 3 个合格的分析批（共 45 个样品），考察方法的批间精密度与准确度。

精密度用质控样品的批内和批间相对标准偏差（RSD）表示，一般应在 ±15% 范围内，在定量下限附近应在 ±20% 范围内；准确度用相对回收率表示，应在 85%～115% 范围内，在定量下限附近应在 80%～120% 范围内。

5. 稳定性

根据实际测定情况，制备含化合物 A 的大鼠血浆样品（低、中、高每浓度各 5 个样品），考察室温（根据实际样品前处理时间，一般考察 4 h）、冻融（3 个周期）、长期冰冻（根据实际保存条件，温度通常考察 −20 ℃或 −70 ℃，时间为 7 d 或者更长）条件下的稳定性，以确定生物样品的存放条件和时间。同时还需考察化合物 A 的提取液（生物样品处理后的溶液）在进样器中的稳定性以及化合物 A 及内标物的储备液的稳定性。

（1）室温稳定性。制备含化合物 A 的 3 种浓度的 0.1 mL 大鼠血浆质量控制样品（低、中、高每浓度各 5 个样品），于室温（22～25 ℃）放置 4 h（血浆样本在室温的放置时间不超过 4 h）后，依前述方法分析，求得室温稳定性结果。

（2）冻融稳定性。制备含化合物 A 的 3 种浓度的 0.1 mL 大鼠血浆质量控制样品（低、中、高每种浓度各 5 个样品），于 −20 ℃（或 −70 ℃，根据实际情况确定）完全冰冻 24 h 后，取出使完全自然融解，如此反复冻融 1 次、2 次、3 次，依前述方法分析，求得冻融稳定性结果。

（3）提取液稳定性。制备含化合物 A 的 3 种浓度的 0.1 mL 大鼠血浆质量控制样品（低、中、高每浓度各 5 个样品），依前述方法分析后，该提取液于进样室（15 ℃或 4 ℃，具体根据实际情况确定）放置 12 h（或者更长，具体考察时间由样本在进样器中实际存放时间确定）后，再依前述方法分析，求得提取液稳定性结果。

（4）长期冰冻稳定性。制备含化合物 A 的 3 种浓度的 0.1 mL 大鼠血浆质量控制样品（低、中、高每浓度各 5 个样品），于 −20 ℃（或 −70 ℃，根据实际情况确定）放置 7 d（或者更长，具体根据实际存放时间确定，考察时间不得小于实际存放时间）后，依前述方法分析，求得长期冰冻稳定性结果。

（5）储备液稳定性。将新制备的化合物 A 质控浓度的标准工作液溶液（低、中、高浓度各 5 个样品，含内标物）存放在 4 ℃条件下 0 d、7 d、15 d（甚至更长时间）后取出，待到室温后，制备对应质控浓度等浓度标液样品；同时制备新的化合物 A（含内标物）标准储备液及标准工作液并制备相对应的质控浓度等浓度标液样品，离心（15 000 r/min，3 min）后进行 HPLC-MS/MS 分析，求得储备液稳定性结果。

6. 基质效应

制备含化合物 A 的 3 种浓度的 0.1 mL 标准溶液样品（低、中、高每浓度各 5 个样品），进行 HPLC-MS/MS 分析，得峰面积为 C；取 0.1 mL 空白血浆样品数份，按上述血浆样品前处理步骤进行处理，用 0.1 mL 复溶液配制含化合物 A 的溶液样品（低、中、高每浓度各 5 个样品），进行 HPLC-MS/MS 分析，得峰面积为 B。根据"（B/C）×100%"计算绝对基质效应。通过不同来源生物样品绝对基质效应的相对标准偏差（RSD）来反映相对基质效应的大小。如果绝对基质效应的值为 100%，则不存在基质效应；如果小于 100%，则认为存在离子抑制基质效应；如大于 100%，则认为存在离子增强基质效应；与 100% 相比，如该值的偏差在 ±10% 以内，则认为基质效应可以忽略，相对基质效应的 RSD 值应在 ±15% 范围内。

7. 稀释效应

当未知样本的浓度值超出标准曲线上限时，则需要用空白基质稀释该样本。应在方法学确证过程中考察相应的稀释倍数的稀释效应。考察方法如下：通过向空白基质中加入待测物至高于标准曲线上限浓度，并用空白血浆稀释该样品（每个稀释因子至少 5 个测定值），来考察稀释效应。准确度和精密度应在 ±15% 范围内。稀释的可靠性应该覆盖试验样品所用的稀释倍数。

实验结果与处理

实验数据结果标准曲线应计算相关系数、偏差并获得方程式，其余数据应均以 $\bar{x} \pm s$、RSD 及偏差等表示。

（陈江英　钟国平）

实验二　SD 大鼠单次灌胃化合物×××后的药代动力学研究

实验目的

探究 SD 大鼠单次灌胃给予化合物×××后，化合物×××在大鼠体内的药代动力学特征。

原　　理

建立测定 SD 大鼠血浆中化合物×××浓度的 HPLC-MS/MS 方法，应用该方法测定单次灌胃后，化合物×××在 SD 大鼠体内的经时血浆浓度数据，据此计算相应的主要药代动力学参数，获得单次灌胃后化合物×××在大鼠体内的药代动力学特征。

实验材料

（1）实验药物：化合物×××。

（2）实验动物及来源：清洁级 Sprague-Dawley 大鼠 6 只，雌雄各 3 只，体重为 180～220 g，由具有资质的实验动物中心提供，具备质量合格证。动物于恒温恒湿房间饲养，保持 12 h 光照循环；期间自由饮水进食，提供实验室标准动物饲料，符合我国《实验动物管理条例》和《医学实验动物管理实施细则》。给药前禁食 10 h 以上，自由饮水。

（3）试剂和药物：化合物×××、生理盐水。

（4）其他试剂、仪器同第二编第二章实验一。

实验方法与步骤

1. 药物制剂、给药途径

化合物×××（批号：_____，_____提供）。于 4 ℃冰箱避光、密封保存。单次灌胃给药。

2．给药剂量、动物例数

大鼠体内药代动力学研究的给药剂量主要根据其小鼠药效学研究结果确定。根据药物主要药效学研究结果，小鼠的有效剂量的上下限范围为_____mg/kg，换算为大鼠有效剂量范围为_____mg/kg，据此设一个有效剂量组_____mg/kg，选取 6 只 SD 大鼠，雌雄各 3 只。

3．动物手术

大鼠于给药前一天行右颈静脉插管手术。大鼠用乙醚轻度麻醉后，剃毛，暴露右颈静脉术野，作一约 5 mm 切口。钝性分离出右颈静脉，结扎远心端后作一小切口，插入外径为 0.8 mm 的 PE 管后结扎固定，导管经颈背部皮下传出，确定血流通畅后，固定于后背上，术后恢复 12 h 以上用于研究，给药前禁食 12 h 以上，自由饮水。

4．给药方案与样本采集

SD 大鼠通过灌胃给予化合物×××_____mg/kg，给药后 2 h 禁水，4 h 禁食。于给药前（0 h）、给药后 0.08 h（5 min）、0.25 h（15 min）、0.50 h、0.75 h、1.00 h、1.50 h、2.00 h、4.00 h、6.00 h、8.00 h、12.00、24.00 h（共 13 个时间点，具体根据实际药物消除半衰期或预试验结果确定，至少采集 4 个 $t_{1/2}$ 的血样）从插管处采集血样；每次采血量约 250 μL，采血后即从插管处补充同体积的 50 U 肝素化生理盐水。全血样品置于肝素化 1.5 mL EP 管中，离心（15 000 r/min，5 min），分离得血浆，按 100 μL（按方法学确定的血浆样本体积进行分装）分装后于 −20 ℃（保存温度根据待测物的稳定性确定）贮存至测定。

5．一般药理学观察

给药采血期间观察大鼠饮食、活动、精神状态，及时记录一般药理学观察结果；研究前后测量体重并记录。实验期间如发生动物死亡的情况，应对死亡动物进行解剖并做病理分析。

6．样本测定

大鼠血浆样品中化合物×××浓度测定采用已建立和确证的 HPLC-MS/MS 方法。在生物样品分析方法确证完成之后才能开始测定未知生物样品浓度。

每个未知样品一般测定一次，必要时可进行复测，但需要说明复测理由。每个分析样品批测定时应建立新的标准曲线，并随行测定高、中、低 3 个浓度的质控样品，每个浓度至少双样本，并应均匀分布在未知样品测试顺序中。每个分析批质控样品数不得少于未知样品数的 5%，且不得少于 6 个。质控样品测定结果的偏差一般应小于 ±15%，低浓度点偏差一般应小于 ±20%。每个批次最多允许 33% 的质控样品结果超限，且不得均在同一浓度，同一浓度合格的质控样品应不低于 50%。如不合格，则该分析批样品测试结果作废。

实验结果与处理

1．数据表达

提供所有大鼠各个药物浓度测定数据、每一时间点的平均浓度（mean）及其标准差（SD）和相对标准差（RSD），提供浓度–时间曲线（C–t曲线）和平均C–t曲线以及C–t曲线各个时间点的标准差（$\bar{x}$）。不能随意剔除任何数据。血样浓度示例见表2–2–2–1，浓度–时间（C–t）曲线示例见图2–2–2–1，平均浓度–时间曲线示例见图2–2–2–2。

表2–2–2–1　血样浓度表示例

_____只SD大鼠单次灌胃化合物×××_____mg/kg后化合物×××的血药浓度–时间数据/μg·L^{-1}

给药剂量 /mg·kg^{-1}	受试动物编号	时间/h										C_t/C_{max} （%）
	1											
	2											
	3											
	4											
	5											
	6											
	mean											
	SD											
	RSD（%）											
	Min											
	Median											
	Max											

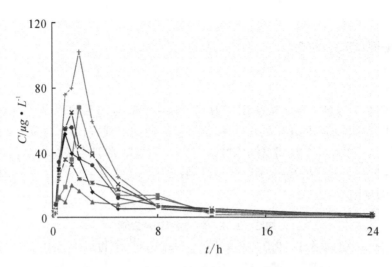

图2-2-2-1 浓度-时间曲线（$C-t$曲线）示例

_____只 SD 大鼠单次灌胃化合物×××_____mg/kg 后化合物×××的血药浓度-时间曲线（$C-t$曲线）。

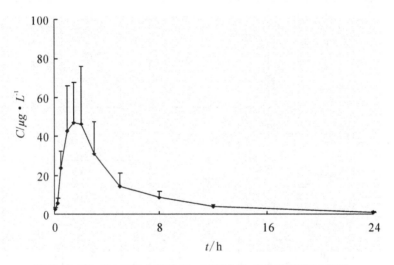

图2-2-2-2 平均血药浓度-时间曲线（$C-t$曲线）示例

_____只 SD 大鼠单次灌胃化合物×××_____mg/kg 后化合物×××的平均血药浓度-时间曲线（平均$C-t$曲线）。

2. 药代动力学参数计算

分别处理大鼠化合物×××经时血药浓度数据，采用房室模型法或非房室模型法（统计矩原理）估算药代动力学参数。

提供主要药动学参数：达峰浓度（C_{max}）、达峰时间（T_{max}）、血药浓度-时间曲线下面积（AUC）、口服给药绝对生物利用度（F_{po}），表观分布容积（V_d/F）、消除半衰期（$t_{1/2}$）、清除率（CL/F）和平均滞留时间（MRT）等。其中 C_{max} 与 T_{max} 均取实测值；对药物浓度 – 时间曲线进行半对数作图，用最小二乘法对末端点进行线性回归处理，末端消除速率常数 $K_e = -2.303 \times$（对数血药浓度 – 时间曲线末端直线部分的斜率），$t_{1/2} = 0.693/K_e$；AUC_{0-t} 采用梯形法计算；$AUC_{0\to\infty} = AUC_{0-t} + C_t/K_e$，$C_t$ 为最后一个时间点 t 对应的血药浓度；CL/F 为给药剂量$/AUC_{0\to\infty}$；V_d/F 为（CL/F）$/K_e$；MRT 为 $AUMC_{0-t}/AUC_{0-t}$。

3. 药代动力学参数分析

根据获得的药代动力学参数，分析化合物×××单次灌胃后在大鼠体内的药动学特征。药代动力学参数表示例见表2 – 2 – 2 – 2。

表2 – 2 – 2 – 2 药动学参数表示例

_____只 SD 大鼠单次灌胃化合物×××_____mg/kg 后化合物×××的药代动力学参数

受试动物编号	T_{max} /h	C_{max} /μg·L^{-1}	$t_{1/2}$ /h	AUC_{0-t} μg/L^{-1}·h	$AUC_{0-\infty}$ μg/L^{-1}·h	K_a 1·h^{-1}	CL/F L·kg^{-1}	V_d/F L·kg^{-1}·h^{-1}	MRT /h	F_r （%）
1										
2										
3										
4										
5										
6										
mean										
SD										
RSD（%）										
Min										
Median										
Max										

（陈江英　钟国平）

实验三　SD 大鼠单次静脉注射化合物×××后的药代动力学研究

实验目的

探究大鼠单次静脉注射给予化合物×××后，化合物×××在大鼠体内的药代动力学特征，并与大鼠单次灌胃化合物×××后的药代动力学研究结果进行比较，同时获得化合物×××大鼠单次灌胃的绝对生物利用度。

实验原理

建立测定小鼠血浆中化合物×××浓度的 HPLC – MS/MS 方法，应用该方法测定单次静脉注射后化合物×××在大鼠体内的经时血浆浓度数据，据此计算相应的主要药代动力学参数，获得单次静脉注射后化合物×××在大鼠体内的药代动力学特征，并根据化合物×××大鼠单次灌胃体内药代动力学研究结果获得化合物×××在大鼠单次灌胃的绝对生物利用度。

实验材料

（1）实验药物：化合物×××。

（2）实验动物及来源：清洁级 Sprague-Dawley 大鼠（SD 大鼠）6 只，雌雄各 3 只，体重为 180～220 g，由具有资质的实验动物中心提供，具备质量合格证。动物于恒温恒湿房间饲养，保持 12 h 光照循环；期间自由饮水进食，提供实验室标准动物饲料，符合我国《实验动物管理条例》和《医学实验动物管理实施细则》。给药前禁食 10 h 以上，自由饮水。

（3）试剂和药物：化合物×××、生理盐水。

（4）其他试剂、仪器同第二编第三章实验一。

实验方法与步骤

1. 药物制剂、给药途径

化合物×××（批号：_____，_____提供）。于 4 ℃冰箱内避光、密封保存。单次静脉注射给药。

2. 给药剂量、动物例数

采用 "SD 大鼠单次灌胃化合物×××后的药代动力学研究" 中的灌胃给药剂量（_____mg/kg）。选取 6 只 SD 大鼠，雌雄各 3 只。

3. 动物手术

大鼠于给药前一天行右颈静脉插管手术。大鼠用乙醚轻度麻醉后，剃毛，暴露右颈静脉术野，作一约 5 mm 切口。钝性分离出右颈静脉，结扎远心端后作一小切口，插入外径为 0.8 mm 的 PE 管后结扎固定，导管经颈背部皮下传出，确定血流通畅后，固定于后背上，术后恢复 12 h 以上用于研究，给药前禁食 10 h 以上，自由饮水。

4. 给药方案与样本采集

SD 大鼠通过静脉注射给予化合物 ×××＿＿＿＿ mg/kg，给药后 2 h 禁水，4 h 禁食。于给药前（0 h）及给药后 0.08 h、0.25 h、0.50 h、0.75 h、1.00 h、1.50 h、2.00 h、4.00 h、6.00 h、8.00 h、12.00、24.00 h（共 13 个点，具体根据实际药物消除半衰期或预试验结果确定，至少采集 4 个 $t_{1/2}$ 的血样）从插管处采集血样；每次采血量约 250 μL，采血后即从插管处补充同体积的 50 U 肝素化生理盐水。全血样品置于肝素化 1.5 mL EP 管中，离心（15 000 r/min，5 min），分离得血浆，按 100 μL（按方法学确定的血浆样本体积进行分装）分装后于 – 20 ℃（保存温度根据待测物的稳定性确定）贮存至测定。

5. 一般药理学观察

给药采血期间观察大鼠饮食、活动、精神状态，及时记录一般药理学观察结果；研究前后测量体重并记录。实验期间如发生动物死亡的情况，应对死亡动物进行解剖并做病理分析。

6. 样本测定

大鼠血浆样品中化合物 ××× 浓度测定采用已建立和确证的 HPLC-MS/MS 方法。在生物样品分析方法确证完成之后才能开始测定未知生物样品浓度。

每个未知样品一般测定一次，必要时可进行复测，但需要说明复测理由。样品每个分析批测定时应建立新的标准曲线，并随行测定高、中、低 3 个浓度的质控样品，每个浓度至少双样本，并应均匀分布在未知样品测试顺序中。每个分析批质控样品数不得少于未知样品数的 5%，且不得少于 6 个。质控样品测定结果的偏差一般应小于 ±15%，低浓度点偏差一般应小于 ±20%。每个批次最多允许 33% 的质控样品结果超限，且不得均在同一浓度，同一浓度合格的质控样品应不低于 50%。如不合格，则该分析批样品测试结果作废。

实验结果与处理

1. 数据表达

提供所有大鼠各个药物浓度测定数据、每一时间点的平均浓度（mean）及其标准差（SD）和相对标准差（RSD），提供浓度 – 时间曲线（C-t 曲线）和平均 C-t 曲线以及 C-t 曲线各个时间点的标准差。不能随意剔除任何数据。相关示例见表 2 – 2 – 3 – 1，图 2 – 2 – 3 – 1 和图 2 – 2 – 3 – 2。

表2-2-3-1 血样浓度表示例

_____只SD大鼠单次静脉注射化合物×××_____mg/kg后化合物×××的血药浓度−时间数据/μg·L^{-1}

给药剂量/mg·kg^{-1}	受试动物编号	时间/h								C_t/C_{max}（%）
	1									
	2									
	3									
	4									
	5									
	6									
	mean									
	SD									
	RSD（%）									
	Min									
	Median									
	Max									

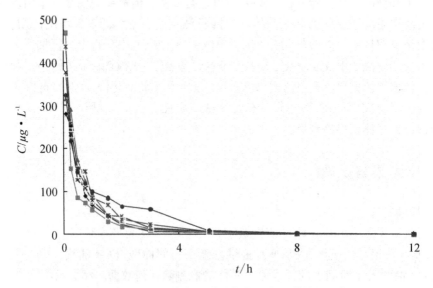

图2-2-3-1 浓度−时间曲线（$C-t$曲线）示例

_____只SD大鼠单次静脉注射化合物×××_____mg/kg后化合物×××的血药浓度−时间曲线（$C-t$曲线）

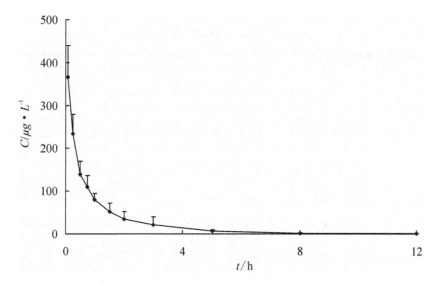

图 2-2-3-2 平均浓度-时间曲线（C-t 曲线）示例

_____只 SD 大鼠单次静脉注射化合物×××_____mg/kg 后化合物×××的平均血药浓度-时间曲线（平均 C-t 曲线）

2. 药代动力学参数计算

分别处理大鼠化合物×××经时血药浓度数据，采用房室模型法或非房室模型法（统计矩原理）估算药代动力学参数。

提供主要药动学参数：初始浓度（C_0）、给药 5 min 浓度（$C_{5\,min}$）、血药浓度-时间曲线下面积（AUC）、口服给药绝对生物利用度（F_{po}），表观分布容积（V_d）、消除速率常数（K_e）、消除半衰期（$t_{1/2}$）、清除率（CL）和平均滞留时间（MRT）等。其中 C_{max} 与 T_{max} 均取实测值；对药物浓度-时间曲线进行半对数作图，用最小二乘法对末端点进行线性回归处理，末端消除速率常数 $K_e = -2.303 \times$（对数血药浓度-时间曲线末端直线部分的斜率），$t_{1/2} = 0.693/K_e$；AUC_{0-t} 采用梯形法计算；$AUC_{0\to\infty} = AUC_{0-t} + C_t/K_e$，$C_t$ 为最后一个时间点 t 对应的血药浓度；$CL = $ 给药剂量$/ AUC_{0\to\infty}$；$V_d = CL/K_e$；$MRT = AUMC_{0-t}/AUC_{0-t}$；绝对生物利用度 $F_{po} = （AUC_{po,0\to\infty} \times Dose_{iv}/ AUC_{iv,0\to\infty} \times Dose_{po}）\times 100\%$。

3. 药代动力学参数分析

根据获得的药代动力学参数，分析化合物×××静脉注射后在大鼠体内的药动学特征，并与化合物×××灌胃后在大鼠体内的药动学特征进行比较。药动学参数表示例见表 2-2-3-2。

表2-2-3-2 药动学参数表示例

_____只SD大鼠单次静脉注射化合物×××_____mg/kg后化合物×××的药代动力学参数

受试动物编号	T_{max}	C_{max}	$t_{1/2}$	AUC_{0-t}	$AUC_{0-\infty}$	K_a	CL/F	V_d/F	MRT	F_r
1	/h	/μg·L⁻¹	/h	/μg·L⁻¹·h	/μg·L⁻¹·h	1·h⁻¹	/L·kg⁻¹	/L·kg⁻¹·h⁻¹	/h	(%)
2										
3										
4										
5										
6										
mean										
SD										
RSD(%)										
Min										
Median										
Max										

（陈江英　钟国平）

第三章 毒理学与安全药理学实验

实验一 化合物×××腹腔注射 KM 小鼠急性毒性试验（LD_{50}测定）

实验目的

通过观察化合物×××单次腹腔注射给予 KM 小鼠后一定时间内所产生的毒性反应和死亡情况，初步阐明化合物×××的毒性作用及其毒性靶器官，对化合物×××的进一步开发提供参考资料。

实验原理

略。

实验材料

（1）受试药物：化合物×××及溶媒（如 0.9% 氯化钠注射液）。

（2）试验动物和饲养条件。

1）试验动物：SPF 级 KM 小鼠，一般购入时体重要求为 13 ～ 17 g，试验时体重要求为 18 ～ 22 g，雌雄各半。共 80 只，分 2 批购入，第一批 14 只，第二批 66 只。

2）饲养环境：设定温度为 20 ～ 26 ℃，湿度为 40% ～ 70%，换气次数大于 15 次/小时，群养，每笼不多于 5 只。

3）饲料：SPF 级大鼠、小鼠灭菌维持饲料。

4）饮用水：灭菌高质水或灭菌纯化水，动物经饮水瓶自由摄取。

5）动物尸体处理：动物尸体暂存于动物尸体临时存放专用冰箱内，集中交给无害化处理公司进行无害化处理。

（3）主要仪器：电子天平（精度为 0.1 mg）。

实验方法与步骤

1. 预试验

根据化合物×××的相关资料，用6～12只KM小鼠，设3～6个剂量组，每个剂量组2只动物，通过1～2次预试验，获得化合物×××的100%致死剂量（D_m）和0%致死剂量（D_n）的范围。

2. 剂量设计

根据预实验结果，在100%和0%致死剂量区间，按下式设计剂量组。

$$r = \sqrt[n-1]{\frac{D_m}{D_n}}$$

式中，r：相邻两组的剂量比值，一般在1.2～1.5之间；D_m：100%致死剂量；D_n：0%致死剂量；n：设计的剂量组数。剂量组数过多需消耗较多的动物，还可能出现死亡率倒置，剂量组数过少，不能较精确的求出LD_{50}。

假如按等比法设计6个不同剂量。详见表2-3-1-1。

表2-3-1-1　组别及剂量设置

组别	剂量/mg·kg^{-1}	药液浓度/mg·mL^{-1}	动物编号
A组	C		1001～1005；1101～1105
B组	Cr		2001～2005；2101～2105
C组	Cr^2		3001～3005；3101～3105
D组	Cr^3		4001～4005；4101～4105
E组	Cr^4		5001～5005；5101～5105
F组	Cr^5		6001～6005；6101～6105

注：每组动物雌雄各5只，给药量为0.2 mL/10 g体重。

3. 动物分组

动物称重，按表2-3-1-2记录和编号，将动物按性别和体重随机分为6组，每组动物雌雄各5只，组别和编号见表2-3-1-1。

表2-3-1-2 试验动物体重、预编号记录及随机分组

预编号	体重/g							
	<18.0	18.0～18.4	18.5～18.9	19.0～19.4	20.0～20.9	21.0～21.4	21.5～22.0	>22.0
1								
2								
3								
4								
5								
6								
7								
8								
9								
10								

4. 药物配制（表2-3-1-3）

按等容量稀释法，即$1:K$系列稀释法配制药液。

（1）计算药量：首先确定最高剂量药液浓度，如为C_1。

确定每组所需药液量：如每组动物10只，0.2 mL/10 g体重，每只动物按25 g计（包括损耗量），则每组所需药量为5.0 mL。

确定药液母液量：按下式计算母液总量。

$$M = \frac{m}{1-K}$$

式中，M：药液总量；m：每组动物所需药量；K：各组剂量的比值，$K=1/r$。

（2）配制药液。将适量的化合物×××配制成浓度为C_1的药液。取M mL作为母液，从母液中取出m mL供最高剂量组（A）用。然后取m mL溶媒加入剩余母液中混匀，稀释后的药液浓度为C_2（$C_1:C_2=1:K=r$），从中取出m mL供次高剂量组（B）用。依次配出$C_3～C_6$浓度的药液供C～F组用。

表2-3-1-3　各剂量组药液配制方法

药液浓度	配制方法
C_1	配制母液 M mL，取出 m mL
C_2	加 m mL 溶媒至剩余药液中，混匀，取出 m mL
C_3	加 m mL 溶媒至剩余药液中，混匀，取出 m mL
C_4	加 m mL 溶媒至剩余药液中，混匀，取出 m mL
C_5	加 m mL 溶媒至剩余药液中，混匀，取出 m mL
C_6	加 m mL 溶媒至剩余药液中，混匀，取出 m mL

5．给药方法

动物给药前不禁食、不禁水。单次腹腔注射给药，给药量为 0.2 mL/10 g 体重。按表2-3-1-4记录相关信息。

表2-3-1-4　急性毒性试验给药记录

剂量组：A 组					
动物号	性别	体重/g	给药容量/mL	给药时间	备注
1001	♀				
1002	♀				
1003	♀				
1004	♀				
1005	♀				
1101	♂				
1102	♂				
1103	♂				
1104	♂				
1105	♂				

6．观察指标

略。具体见表1-3-1。

7．一般观察

包括动物外观、行为、分泌物、排泄物、饮食情况及体重变化等。按表2-3-1-5记录所有动物的死亡情况、中毒症状及中毒反应的起始时间、严重程度、持续时间、是否可逆等。给药后持续观察4 h，此后每天观察1次，持续观察2 w，于给药前及给药后第2、3、5、8、11、15 d称量动物体重和饲料剩余量，按表2-3-1-6、表2-3-1-7记录。

表2-3-1-5　急性毒性试验动物毒性反应记录

动物号	性别	未见异常	异常症状及其出现时间、恢复时间或死亡时间
1001	♀		
1002	♀		
1003	♀		
1004	♀		
1005	♀		
1101	♂		
1102	♂		
1103	♂		
1104	♂		
1105	♂		

表2-3-1-6　急性毒性试验动物体重记录

剂量组：A组				剂量组：B组			
动物号	性别	体重/g	备注	动物号	性别	体重/g	备注
1001	♀			2001	♀		
1002	♀			2002	♀		
1003	♀			2003	♀		
1004	♀			2004	♀		
1005	♀			2005	♀		
1101	♂			2101	♂		
1102	♂			2102	♂		
1103	♂			2103	♂		
1104	♂			2104	♂		
1105	♂			2105	♂		

表 2 - 3 - 1 - 7　急性毒性试验动物饲料称量记录表

组别	性别	动物数	饲料加入量/g	饲料剩余量/g	饲料加入量/g	饲料剩余量/g
			年 月 日	年 月 日	年 月 日	年 月 日
A 组	♀					
	♂					
B 组	♀					
	♂					
C 组	♀					
	♂					
D 组	♀					
	♂					
E 组	♀					
	♂					
F 组	♀					
	♂					

8. 病理学检查

中毒死亡或濒死动物及时进行大体解剖检查，存活动物在观察期结束后颈椎脱臼处死，进行大体解剖检查。大体解剖检查脏器包括胸腺、心、肺、肝、脾、肾和注射部位等，观察器官的体积、颜色、质地等变化。

实验结果与处理

根据所观察到的各种反应及其出现时间、严重程度、持续时间等，并进行分析比较。根据动物死亡情况，用 Bliss 法计算化合物×××的半数致死量（LD_{50}）及 95%可信限，绘制剂量 - 反应曲线（表 2 - 3 - 1 - 8～2 - 3 - 1 - 10、图 2 - 3 - 1 - 1）。

表 2 - 3 - 1 - 8　化合物×××单次腹腔注射 KM 小鼠对体重的影响

剂量组/ mg·kg^{-1}	性别	体重/g						
		给药前	给药后 第 2 天	给药后 第 3 天	给药后 第 5 天	给药后 第 8 天	给药后 第 11 天	给药后 第 15 天
A 组	♀							
	♂							
B 组	♀							
	♂							
C 组	♀							
	♂							
D 组	♀							
	♂							
E 组	♀							
	♂							
F 组	♀							
	♂							

表 2 - 3 - 1 - 9　化合物×××单次腹腔注射 KM 小鼠对食耗量的影响

剂量组/ mg·kg^{-1}	性别	进食量/g·天$^{-1}$·只$^{-1}$						
		给药后 第 2 天	给药后 第 3 天	给药后 第 4 天	给药后 第 5 天	给药后 第 8 天	给药后 第 11 天	给药后 第 15 天
A 组	♀							
	♂							
B 组	♀							
	♂							
C 组	♀							
	♂							
D 组	♀							
	♂							

续表 2-3-1-9

剂量组/ mg·kg^{-1}	性别	进食量/g·天$^{-1}$·只$^{-1}$						
		给药后 第 2 天	给药后 第 3 天	给药后 第 4 天	给药后 第 5 天	给药后 第 8 天	给药后 第 11 天	给药后 第 15 天
E 组	♀							
	♂							
F 组	♀							
	♂							

表 2-3-1-10　化合物×××单次腹腔注射 KM 小鼠中毒死亡时间分布

剂量组/ mg·kg^{-1}	动物数/ 只	死亡时间分布					死亡数/ 只	死亡率 （%）
		第 1 天	第 2 天	第 3 天	第 4 天	第 5 天		
A 组								
B 组								
C 组								
D 组								
E 组								
F 组								

注：如给药第一天动物死亡数较多，可将给药第一天不同时间的动物死亡情况单独列表记录。

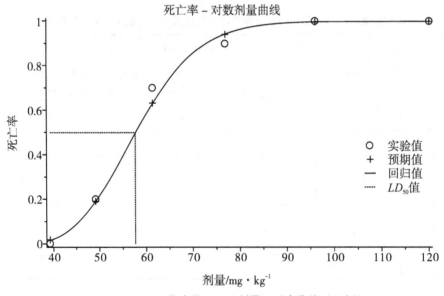

图 2-3-1-1　化合物×××剂量-反应曲线（示例）

（邱玉文）

实验二 针对中枢神经系统的安全药理学考察

实验目的

观察化合物×××对中枢神经系统的影响。

实验原理

通过观察候选化合物在治疗剂量范围内给药后动物的运动功能、行为改变、协调功能、感觉/运动反射和体温等的变化，评价药物对中枢神经系统的安全性。

实验材料

(1) 动物：健康成年昆明小鼠，体重为 16～20 g，雌雄各半。
(2) 仪器：自主活动监测仪、爬杆仪。

实验方法与步骤

1．动物分组及给药

将小鼠随机分为正常对照组、给药组（高、中、低剂量），按与临床给药途径相同的给药方式给药 1 次，给药组药物用生理盐水稀释，正常对照组给予相同体积的生理盐水。

2．检测指标

(1) 小鼠自主活动。分别于给药前和给药后 10 min、30 min、60 min、90 min、120 min、180 min、240 min、300 min、24 h，将动物置于自主活动监测仪中，记录动物 3～5 min 内自主活动次数。比较各组小鼠的自主活动次数。

(2) 爬杆试验。用一根表面光滑的金属棒（直径为 1.5 cm，长度为 80 cm），垂直竖立。于给药后不同时间点（10 min、30 min、60 min、90 min、120 min、180 min、240 min、300 min、24 h）将小鼠头朝下放在棒的顶端，任小鼠自然向下爬行。按表 1-4-1 的标准比较各组小鼠的协调运动障碍评级。

(3) 小鼠协同睡眠实验。于给药后 1 h，各组小鼠腹腔注射最大阈下催眠剂量戊巴比妥钠（30 mg·kg^{-1}），以小鼠翻正反射消失 1 min 以上为入睡指标，观察并记录 30 min 内发生睡眠的小鼠数量，计算并比较给药组和空白组的入睡率。

实验结果与处理

实验结果以 $\bar{x} \pm s$ 表示，t 检验法分析给药与不给药试验组间的差异，$P < 0.05$ 具有统计学意义。

实验三　针对心血管系统和呼吸系统的安全药理学考察

实验目的

观察化合物×××对心血管系统和呼吸系统的影响。

实验原理

心血管系统：测定给药前后血压（收缩压、舒张压和平均压）、心电图（包括 QT 间期、PR 间期、QRS 波和 ST 段等）和心率的变化。对易于引起人类 QT 间期延长的化合物，例如抗精神病药物、抗组织胺药物、抗心律失常药物和氟奎诺酮类药物，应进行深入的实验研究，观察药物对 QT 间期的影响。

呼吸系统：测定给药前后动物的呼吸频率和呼吸深度变化。

实验材料

（1）动物：健康成年 SD 大鼠，体重为 250～280 g，雌雄各半。
（2）试剂：2% 戊巴比妥钠溶液。
（3）仪器：压力换能器、张力换能器、针状电极、BL-420 生物机能实验系统。

实验方法与步骤

1．动物分组与给药

将大鼠随机分为正常对照组、给药组（高、中、低剂量给药），按与临床给药途径相同的给药方式给药 1 次，给药组药物用生理盐水稀释，正常对照组给予相同体积的生理盐水。

2．检测方法

将大鼠用 3% 戊巴比妥钠腹腔注射麻醉，分离左侧颈总动脉，插入导管连接压力换能器，测量血压；将张力换能器固定于动物的胸部和腹部之间测定呼吸的频率和深度；四肢插入针状电极作心电图监视与记录。待动物手术后观察动物血压、呼吸、心电图，稳定一定时间后记录给药前参数，然后给药，再观察给药后不同时间点（30 min、1 h、2 h、3 h、4 h）的血压、呼吸、心电图改变。

实验结果与处理

实验结果以 $\bar{x} \pm s$ 表示，t 检验法分析给药与不给药试验组间的差异，$P < 0.05$ 具有统计学意义。

（李卓明）

第四章 \\\ 药效学实验

实验一 化合物×××抗大鼠局灶性脑缺血损伤实验

实验目的

观察化合物×××对局灶性脑缺血损伤的药效作用。

实验原理

建立局灶性脑缺血大鼠模型，通过进行神经学评分、测定脑梗死面积比、细胞形态学观察，以此作为评价神经元损伤的客观依据，观察化合物×××对局灶性脑缺血损伤的影响。

实验材料

（1）实验动物：健康成年雄性 SD 大鼠，体重为 $200 \sim 240$ g，由合格实验动物供应单位提供。饲养于实验动物中心屏障环境（温度为 $20 \sim 26℃$，湿度为 $60\% \sim 70\%$，光照 12 h/黑暗 12 h），每笼 5 只。

（2）试剂：药物、7% 水合氯醛、2，3，5 – 三苯基四氮唑兰（2，3，5-triphenyltetrazolium chloride，TTC）、缓冲液、甲醛、4% 多聚甲醛等。

（3）仪器：电热烧灼器、电动匀浆器、低温高速离心机、分析天平、酶标仪、分光光度计、恒温干燥箱、恒温水浴振荡器、天平、砝码、1 mL 注射器、手术刀、止血钳、开睑器、动脉夹、显微外科镊、眼科剪、尼龙线、缝针及缝线等。

实验方法与步骤

1. 大鼠局灶性脑缺血模型制备

（1）动物麻醉：动物称重后，以 7% 水合氯醛按 0.5 mL/100 g 体重作腹腔注射。

（2）动物麻醉后，将其四肢及头部固定于木板上。

（3）颈前术区脱毛、消毒。沿颈部正中切开皮肤，切口长约 3 cm，钝性分离筋膜、肌肉，将开睑器放置于二腹肌和胸锁乳突肌之间，暴露视野。

（4）使用显微外科镊暴露分离左侧颈总动脉（common carotid artery，CCA）、颈外动脉（external carotid artery，ECA）和颈内动脉（internal carotid artery，ICA）。沿 ECA 依次分离其分支，即枕动脉、甲状腺上动脉，使用电刀凝闭。

（5）在手术显微镜下，结扎 ECA 远心端。动脉夹夹闭翼颚动脉起始端及 CCA，并在近心端松打一个结，用眼科剪在两结之间斜剪切口，快速插入 4 - 0 尼龙线（头端圆钝），使之头端稍稍超过近心端结的位置，将近心端的结结扎。

（6）向上轻拉 ECA，使之与 ICA 成近似直线，顺 ICA 走向在 ICA 内缓慢推进直至感觉有少许阻力为止（从 ECA 与 ICA 分叉处起始插入约 20 mm），表明已插至大脑前动脉起始端，阻断了大脑中动脉血流。

（7）结扎 ECA 残端固定尼龙线，松开动脉夹。

（8）术区局部使用青霉素粉少许，缝合皮肤，将动物放回笼中，待其自然苏醒。

（9）假手术对照组不插入尼龙线，其他步骤同手术组。

（10）模型成功的标志为大鼠苏醒后出现同侧 Horner 征和对侧以前肢为重的偏瘫。

注：Horner 征即霍纳氏综合征。表现为左侧眼裂变小并右侧偏瘫，以右上肢更为明显；提尾悬拉后出现右上肢蜷缩屈曲；下地不能直行，向右侧转圈跌倒。

2．动物分组

假手术组的手术操作相同，但不插入尼龙线栓塞。将造模成功的大鼠分为缺血模型组，化合物×××高、中、低剂量组及假手术组，共 5 组，每组 10 只。

3．给药途径与剂量

参考受试药物临床给药途径与剂量。

方案一：采取腹腔注射方式给药。除假手术对照组外，其余各组造模前 1 h 均预防性给药 1 次。给药组药物用生理盐水稀释至 0.9 mL/100 g 体重，间隔 4 h 第 2 次给药。假手术组、模型组腹腔注射生理盐水 0.9 mL/100 g 体重。

方案二：每天灌胃给药 1 次，假手术组、模型组为相同体积的生理盐水，连续给药若干天。

4．指标测定

（1）神经功能学评分测定。

造模 24 h 后，根据 Bederson 评分标准对大鼠进行神经功能学评分。评分标准如下：

1）0 分：无神经功能缺失症状；

2）1 分：提尾时不能完全伸展，对侧前肢屈曲；

3）2 分：行动不协调并出现转圈，提尾时向对侧抵抗推力下降；

4）3 分：瘫痪或出现不能站立和行走；

5）4 分：无自发性活动伴意识障碍。

得分越高，表明大鼠神经功能障碍越严重。

（2）脑组织梗死面积测定。

用7%水合氯醛麻醉大鼠，立即断头取脑，置入 –20 ℃冰箱中冷冻25 min 后，去掉嗅球、小脑、低位脑干，并沿冠状面切成厚度约3 mm 的5片，将脑组织切片放入1% TTC 磷酸盐缓冲液（pH 7.4），37 ℃，避光水浴5～10 min 后置于10% 甲醛固定。2，3，5 –氯化三苯基四氮唑（TTC）是一种脂溶性光敏感复合物。它与正常组织中的脱氢酶反应而呈红色，而缺血组织内脱氢酶活性下降，不能发生反应，故梗死区域呈苍白色。脑梗死面积是衡量脑组织损伤程度的比较直观和最常见的指标。应用图像处理系统计算每个脑组织切片梗死面积和总面积，以5个脑组织切片中梗死面积之和与5个脑组织切片面积之和的百分比反映梗死面积。

（3）脑组织形态学检测。

用7%水合氯醛麻醉大鼠，立即断头取脑，用4%多聚甲醛固定，常规酒精脱水，石蜡包埋，进行冠状切片，厚度4～6 μm，隔5取1贴于载玻片上，进行染色。

染色具体步骤如下：

1）切片用二甲苯脱蜡，经各级乙醇至脱水；

2）苏木精染色5 min，自来水冲洗玻片上多余染液；

3）盐酸乙醇分化30 s（提插数下）；

4）流水冲洗15～30 min；

5）0.1%～0.5%伊红染色5 min；

6）各级酒精脱水，二甲苯透明；

7）中性树脂封固。

8）在光学显微镜（200×）下观察，选取大脑中动脉供血区不重叠的3个视野摄片。

实验结果与处理

1．统计学分析

实验数据以 $\bar{x} \pm s$ 表示，用 t 检验法分析给药与不给药试验组间的差异，$P < 0.05$ 具有统计学意义。

2．实验结果

实验记录见表2 – 4 – 1 – 1。

表2-4-1-1　大鼠神经功能学评分、梗死面积比（$n=10$，$\bar{x} \pm s$）

组别	神经功能学评分	梗死面积比
对照组		
模型组		
化合物（低）		
化合物（中）		
化合物（高）		

3. 脑组织形态学检测

假手术组应见脑组织结构清晰完整，神经细胞密集，排列整齐。神经元胞质丰富，淡染，胞核居中，核仁清楚。血管内皮细胞完整、紧密连接，未见细胞黏附及嵌塞，管周组织致密。脑实质内未见炎细胞浸润（图2-4-1-1A）。

模型组应见损伤侧神经元变性坏死、缺失。神经细胞稀疏，排列不规则、紊乱，间质水肿疏松。神经细胞胞质浓缩红染，胞核皱缩或溶解、碎裂。脑组织散在淋巴细胞浸润（图2-4-1-1B）。

给药组大鼠脑组织病理变化应有所减轻，神经细胞坏死、缺失、核固缩、胶质细胞增生肿胀、血管壁扭曲、增厚等病变有所好转，中性粒细胞和淋巴细胞浸润减少。

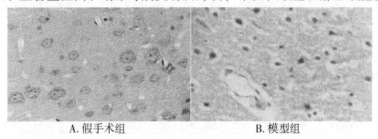

A.假手术组　　　　　　　　B.模型组

图2-4-1-1　脑组织切片

实验二　化合物×××抗裸鼠/普通小鼠皮下移植肿瘤实验

实验目的

观察化合物×××对裸鼠/普通小鼠皮下移植肿瘤的影响。

实验原理

构建人胶质瘤 SHG44 细胞裸鼠皮下移植瘤模型，通过记录肿瘤生长曲线、肿瘤组织病理学观察，探究药物对移植瘤的抑制作用。

实验材料

（1）实验细胞：人胶质瘤 SHG44 细胞，购于中国科学院上海细胞库。

（2）实验动物：BALB/c 裸小鼠（SPF 级），40 只，4 ～ 5 周龄，体重为 15 ～ 20 g，由合格实验动物供应单位提供。饲养于实验动物中心屏障环境（温度为 20 ～ 26℃，湿度为 40% ～ 70%，光照 12 h/黑暗 12 h），每笼 6 只。

（3）试剂：化合物×××、胰蛋白酶、DMEM、胎牛血清、顺铂、福尔马林。

（4）仪器：电子天平、CO_2 恒温培养箱、倒置显微镜、超净工作台、恒温震荡箱、石蜡包埋机、烤片机、烘片机。

实验方法与步骤

1．细胞培养

将 SHG44 细胞培养于含 10% 胎牛血清的 DMEM 培养基的培养瓶中，每天换液。每次换液前用 PBS 液清洗 1 ～ 2 次细胞，移除培养基后，加入新的培养基，于 37 ℃、含 5% CO_2 的恒温箱中培养。每 3 ～ 4 天传代 1 次。

2．裸鼠皮下移植瘤模型的建立

将 SHG44 细胞培养于含 10% 胎牛血清 DMEM 培养基中，在 37 ℃、5% CO_2 条件下的培养箱中培养，收集对数生长期的细胞，制备成浓度为（2×10^7）/mL 的单细胞悬液，每次取 0.1 ～ 0.2 mL，接种于裸鼠右侧肩胛区。1 ～ 2 周后观察，若接种部位皮下长出包块，皮下移植瘤体积测量约 100 mm^3，则判定胶质瘤模型制作成功。

3．裸鼠分组和给药

将造模成功的裸鼠随机分为 3 组，即生理盐水组（空白对照组）、顺铂组（阳性对照组）、化合物×××组，每组 12 只。每天 1 次，腹腔注射，连续 21 天。最后一次给药后 24 h 采用颈椎脱臼法处死裸鼠，进行相关检测。

（1）空白对照组：每只裸鼠每次注射生理盐水 0.4 mL。

（2）化合物×××组：每只裸鼠每次注射稀释的药物溶液 0.4 mL。

（3）阳性对照组：每只裸鼠每次注射稀释的顺铂溶液 0.4 mL。

4．检测指标

（1）一般情况变化。每日观察裸鼠饮食、活动、精神状态，每周测量体重并记录。

（2）肿瘤生长抑制率。自裸鼠用药，每周 1 次用游标卡尺测量肿瘤长径（a）、短径（b），测 3 次取平均值，计算移植瘤体积（$V = ab2/2$）（$b2$ 指 b 测 2 次）。以天数为横坐标，移植瘤体积为纵坐标，绘制裸鼠皮下移植瘤生长曲线。实验结束后处死裸鼠，剥离瘤体并称重，计算抑制率。抑瘤率 =（药物组平均瘤重/对照组平均瘤重）× 100%。

（3）病理学检查。

1）取材与固定。移植瘤称重后投入预先配好的固定液中（10% 福尔马林），使组织、细胞的蛋白质变性凝固，以防止细胞死后的自溶或细菌的分解，从而保持细胞本来的形态结构。

2）脱水透明。一般用由低浓度到高浓度酒精作脱水剂，逐渐脱去组织块中的水分，再将组织块置于既溶于酒精，又溶于石蜡的透明剂二甲苯中透明，以二甲苯替换出组织块中的酒精，才能浸蜡包埋。

3）浸蜡包埋。将已透明的组织块置于已溶化的石蜡中，放入溶蜡箱保温。待石蜡完全浸入组织块后进行包埋：先制备好容器（如折叠一小纸盒），倒入已溶化的石蜡，迅速夹取已浸透石蜡的组织块放入其中，冷却凝固成块即成。包埋好的组织块变硬，才能在切片机上切成很薄的切片。

4）切片与贴片。将包埋好的蜡块固定于切片机上，切成薄片，一般为 5～8 μm 厚。切下的薄片往往皱折，要放到加热的水中使其平展，再贴到载玻片上，放入 45 ℃ 恒温箱中烘干。

5）脱蜡染色。染色前，须用二甲苯脱去切片中的石蜡，再经由高浓度到低浓度酒精，最后入蒸馏水，就可染色。将已入蒸馏水后的切片放入苏木精水溶液中染色数分钟；酸水及氨水中分色，各数秒钟；流水冲洗 1 小时后入蒸馏水片刻；入 70% 和 90% 酒精中脱水各 10 min；入酒精伊红染色液染色 2～3 min。

6）脱水透明。染色后的切片经纯酒精脱水，再经二甲苯使切片透明。

7）封固。将已透明的切片滴上加拿大树胶，盖上盖玻片封固。待树胶略干后，贴上标签，光学显微镜下观察。比较各组肿瘤组织形态、淋巴细胞浸润及坏死区。

实验结果与处理

1. 统计学分析

实验数据以 $\bar{x} \pm s$ 表示，t 检验法分析给药与不给药试验组间的差异，$P < 0.05$ 具有统计学意义。

2. 实验结果

实验记录详见表 2 – 4 – 2 – 1 和表 2 – 4 – 2 – 2。

表2-4-2-1　用药前后裸鼠体重的变化（$n=12$，$\bar{x}\pm s$）

组别	数目	给药前体重/g	给药后体重/g
对照组			
化合物×××组			
阳性对照组			

表2-4-2-2　化合物×××对裸鼠皮下移植瘤的抑制作用（$n=12$，$\bar{x}\pm s$）

组别	数目	瘤重/g	抑制率/%	P
空白对照组				
化合物×××组				
阳性对照组				

3. 肿瘤组织病理学观察

略。

实验三　化合物×××抗小鼠肠道细菌感染实验

实验目的

观察化合物×××抗小鼠肠道细菌感染作用。

实验原理

采用灌服大肠杆菌的方式建立肠道感染模型，通过口服给药的方式进行治疗，观察死亡率、脏器指数和肠道病理改变判断化合物疗效。

实验材料

（1）菌种：大肠杆菌。

（2）实验动物：SPF级昆明种小鼠，雌雄各半，体重为（20±2）g，由合格实验动物供应单位提供。饲养于实验动物中心屏障环境（温度20～26℃，湿度40%～70%，光照12 h/黑暗12 h），每笼6只。

（3）主要试剂：化合物×××、溶解化合物×××的溶剂（根据理化性质选择)、营养肉汤培养基。

（4）实验仪器：注射器、电子天平等。

实验方法与步骤

1. 菌液制备

将分离鉴定的大肠杆菌菌种接种于营养肉汤中，37 ℃摇床培养过夜，采用倍数稀释法确定菌种浓度为 2.2×10^{12} 个/mL，4 ℃保存备用。

2. 试验小鼠的分组及给药

将小鼠随机分为 5 组，即对照组、模型组（感染）组、化合物×××高剂量组（$1/10LD_{50}$）、化合物×××中剂量组（$1/15LD_{50}$）、化合物×××低剂量组（$1/20LD_{50}$）。对照组给予 4.0 mL/10 g 体重的细菌培养基，其余 4 组小鼠分别灌胃给予 4.0 mL/10 g 体重的细菌培养基。感染组在细菌感染 1 h 后灌服 0.4 mL 灭菌生理盐水，对照组在 1 h 后灌服一定体积的生理盐水。化合物×××高剂量组、中剂量组、低剂量组分别在细菌感染 1 h 后灌服一定体积的药液，每日 2 次，共服 5 d。

3. 统计小鼠死亡情况

实验结束后，统计细菌感染小鼠后各组的死亡情况。

4. 剖检及病理形态学观察

灌服后 1 d、3 d、5 d，各组处死小鼠进行剖检，肉眼观察各主要脏器病变，并取肠道组织用 10 %中性福尔马林溶液固定、包埋和切片，HE 染色后显微镜观察。

5. 对模型小鼠脾脏指数和胸腺指数的影响的测定

灌服后 1 d、3 d、5 d，每组各取 10 只小鼠，分别称量体重，并采用脱颈椎脱臼法处死，取出脾脏和胸腺，用干净滤纸吸干表面血渍，称其湿重，计算脾脏指数和胸腺指数。公式：脾指数 = 脾脏重量（mg）/体重（10 g），胸腺指数 = 胸腺重量（mg）/体重（10 g）。

实验结果与处理

1. 统计学分析

实验数据以 $\bar{x} \pm s$ 表示，t 检验法分析给药与不给药试验组间的差异，$P < 0.05$ 具有统计学意义。

2. 实验结果

见表 2 - 4 - 3 - 1、表 2 - 4 - 3 - 2 和表 2 - 4 - 3 - 3。

表2-4-3-1　细菌感染小鼠后各组的死亡情况（$n=10$, $\bar{x}\pm s$）

组别	剂量/mL·10 g^{-1}	小鼠数量/只	死亡数量/只	致死率/%
对照组				
模型组				
化合物（低）组				
化合物（中）组				
化合物（高）组				

表2-4-3-2　致病性大肠杆菌在不同时间点对小鼠胸腺指数的影响结果（$n=10$, $\bar{x}\pm s$）

组别	剂量/mL	1 d后胸腺指数/mg·g^{-1}	3 d后胸腺指数/mg·g^{-1}	5 d后胸腺指数/mg·g^{-1}
对照组				
模型组				
化合物（低）组				
化合物（中）组				
化合物（高）组				

表2-4-3-3　致病性大肠杆菌在不同时间点对小鼠脾脏指数的影响结果（$n=10$, $\bar{x}\pm s$）

组别	剂量/mL	1 d后脾脏指数/mg·g^{-1}	3 d后脾脏指数/mg·g^{-1}	5 d后脾脏指数/mg·g^{-1}
对照组				
模型组				
化合物（低）组				
化合物（中）组				
化合物（高）组				

3. 肠道组织病理检测

略。

实验四　化合物×××抗二甲苯导致的小鼠耳廓肿胀实验

实验目的

观察化合物×××抗二甲苯导致的小鼠耳廓肿胀作用。

实验原理

二甲苯为刺激性液体，因其局部刺激作用导致毛细血管通透性亢进、渗出和水肿，产生局部炎症反应。

实验材料

（1）实验动物：SPF级昆明种小鼠，雄性，体重为（20±2）g，由合格实验动物供应单位提供。饲养于实验动物中心屏障环境（温度20～26℃，湿度40%～70%，光照12 h/黑暗12 h），每笼5只。

（2）试剂：化合物×××、溶解化合物的溶剂（根据理化性质来选择）、二甲苯、醋酸泼尼松片等。

（3）实验仪器：电子天平、移液枪等。

实验方法与步骤

（1）取体重20±2 g的雄性小鼠50只，随机分5组，分别为：空白对照组（蒸馏水）、醋酸泼尼松组（12 mg/kg）、化合物×××高剂量组（1/10 LD_{50}）、化合物×××中剂量组（1/15 LD_{50}）、化合物×××低剂量组（1/20 LD_{50}）。

（2）各组均采取灌胃给药方式，给药容积为10 mL/kg，连续给药3 d。

（3）末次给药后30 min，使用微量加样枪于小鼠右耳正反面各均匀涂抹二甲苯溶液25 μL，30 min后使其颈椎脱臼处死，剪下双耳，于电子天平称重。以左右两侧耳片重量差作为肿胀程度的指标，抗炎症作用强度使用肿胀度和肿胀抑制率表示。相关公式如下：

$$肿胀抑制率 = （1 - 耳片重量差/左耳耳片重量）\times 100\%$$

实验结果与处理

1. 统计学处理

实验数据以 $\bar{x}±s$ 表示，用 t 检验法分析给药与不给药试验组间的差异，$P < 0.05$

具有统计学意义。

2. 实验结果

实验结果的记录表格模板见表 2 – 4 – 4 – 1。

表 2 – 4 – 4 – 1　对小鼠耳廓肿胀的影响的记录模板（$n=10$，$\bar{x} \pm s$）

组别	动物/n	剂量/$g \cdot kg^{-1}$	耳肿胀度/mg	肿胀抑制率/%
空白对照组				
醋酸泼尼松组				
化合物（低）组				
化合物（中）组				
化合物（高）组				

实验五　化合物×××抗东莨菪碱诱导的学习记忆障碍实验

实验目的

观察化合物×××是否具有抗东莨菪碱诱导的学习记忆障碍作用。

实验原理

1. Morris 水迷宫

在神经科学领域，评估药物或疗法对动物学习记忆功能的影响主要采用行为学实验。Morris 水迷宫实验是其中的经典实验之一，它是一种强迫实验动物游泳，学习寻找水下平台的实验，于 1981 年由英国心理学家 Richard G. Morris 设计，主要用来评价动物的空间学习记忆能力。Morris 水迷宫实验能提供较多实验指标，具有可靠的敏感性，且操作简便。因其包含的内容较多，在实验过程中也易受多种因素的干扰，实验方案和指标的选择不当可导致实验结果的失真。

2. 东莨菪碱诱导的学习记忆损伤模型

中枢胆碱能递质系统与学习和记忆功能有着密切关系。研究发现，在动物认知过程中大脑 Ach 的含量也随之发生改变，而空间工作记忆任务的学习过程可以引起海马乙酰胆碱含量的升高。在用免疫毒性损伤的方法选择性损毁基底前脑胆碱能递质系统后，小鼠执行水迷宫任务时的空间工作记忆能力降低。以上结果均提示脑内乙酰胆碱水平与空间工作记忆密切相关。东莨菪碱是 M 胆碱能受体拮抗剂，以往的研究表明东莨菪碱可以分别干扰空间工作记忆和参考记忆的编码及提取过程，并且空间工作记忆对东莨菪碱的反应较参考记忆更加敏感，认为空间工作记忆较参考记忆更加依赖于 M 受体的功能状态。东莨菪碱致大鼠学习记忆获得性障碍是一种较为成熟的研究抗痴呆药物的动物模型，有效果确切、经济方便的优点，常应用于抗痴呆药物的初筛，亦可与其他方法合用来加强痴呆症状。本实验对游泳潜伏期、路径长度、游泳速度、游泳策略等指标都进行了记录和分析，以进一步研究各组小鼠用药后对东莨菪碱模型小鼠空间记忆的影响。

实验材料

（1）实验动物：SPF 级昆明小鼠，体重为 18～22 g，雄性，由合格实验动物供应单位提供。饲养于实验动物中心屏障环境（温度20～26℃，湿度40%～70%，光照12 h/黑暗 12 h），每笼 5 只。

（2）药品与试剂：化合物×××、丁溴东莨菪碱、奥拉西坦、ELISA 试剂盒等。

（3）实验仪器：Morris 水迷宫仪、电子天平、台式微量高速离心机、匀浆机、722 型紫外可见分光光度计、550 型全自动酶标仪。

实验方法与步骤

1. 化合物×××对小鼠点水迷宫测试的影响

根据化合物×××的性质，选择合适的溶剂配制成一定浓度（药效学实验之前开展毒理实验，确定 LD_{50}）。用温开水溶解，配制成 2.5% 的溶液。

注：不同性质药物溶液配制溶剂选取方法（表 2－4－5－1）。

表 2－4－5－1　不同性质药物溶液配制溶剂选取方法

药物理化性质	选取的溶剂
脂溶性药物	DMSO（含量＜0.1%）
水溶性药物	生理盐水

2. 适应性训练

训练前 1 天将小鼠面朝池壁放入水中，使其自由游泳 3 min 后，放入温暖干燥的笼子结束训练，筛选出并去除游泳能力差的小鼠。

3. 定位航行实验

将小鼠头朝池壁放入水中，从每个象限的中点放入动物。记录动物找到水下平台的时间，即逃避潜伏期（escape latency）。在前 8 次训练中（第一、二天实验），以 60 s 为限，如果这个时间超过 60 s，则引导动物到平台。让动物在平台上停留 15 s。小鼠每天接受 4 次训练，每次训练之间间隔 10 min。每次训练结束后将动物从水迷宫中取出、擦干。必要时将动物放在 150 W 的白炽灯下烤5 min，放回笼内休息，等待下次训练。每天训练 4 次，连续 4 天。逃避潜伏期反映动物空间学习记忆情况。

4. 空间探索实验

在最后一次定位航行实验后 24 h 进行。实验时需预先撤去水迷宫中的平台，小鼠从目标象限的对立象限（EN）中入水，利用摄影器材记录小鼠的运动轨迹，并使用软件自动分析出 60 s 内小鼠游泳速度、穿越平台次数以及小鼠在目标象限中的游泳时间、行驶路程比和停留时间比。

5. 药物干预

经 Morris 水迷宫训练与测试，淘汰逃避潜伏期有明显差异的小鼠后，选取 40 只随机分为 4 组（$n=10$）：正常组、模型组（丁溴东莨菪碱）、奥拉西坦组（105 mg/kg）、化合物×××组。化合物×××根据理化性质选择溶剂溶解，丁溴东莨菪碱、奥拉西坦采用生理盐水溶解稀释，给药剂量换算为 10 mL/kg，均采用尾静脉注射给药。除模型组注射生理盐水外，其余两组分别同时注射奥拉西坦 105 mg/kg。化合物×××1/20 LD_{50}，每日 1 次，连续 3 d。

6. 水迷宫记忆训练与测试

测试之前，除正常组腹腔注射生理盐水外，其余各组小鼠均腹腔注射丁溴东莨菪碱，造成小鼠记忆障碍模型，然后进行水迷宫测试。Morris 水迷宫由圆形水池和自动录像及分析系统两部分组成，圆形水池（直径 80 cm，高 30 cm）加水后用黑墨水滴成黑色使水不透明，并将迷宫均分为 4 个象限，水温保持在 25 ℃ 左右，另有一个黑色圆形平台（直径 10 cm，高 28 cm），置于某一个象限中央，位于水面下 1～2 cm。测试时，选择象限作为入水点，将小鼠面向池壁放入水中，利用水迷宫跟踪系统记录动物寻找并爬上平台所需时间，即逃避潜伏期（escape latency），120 s 内未找到平台则将动物引至平台，逃避潜伏期记为 120 s。实验进行 3 d，每只小鼠每天训练 4 次（包括 4 个象限入水点），且将小鼠引至平台后在平台上停留 10 s。

7. ELISA 检测脑乙酰胆碱（ACh）和脑源性神经营养因子（BDNF）含量

在水迷宫测试结束后，将各组小鼠快速断头取脑，于冰盘上分离大脑皮质和海马，精确称重，将皮质与海马用生理盐水按 1∶9 比例制成冰浴匀浆，以 4 000 r/min 速度离心 10 min，取上清液作为待测样品备用。按照 ELISA 试剂盒说明书实验步骤测定 ACh 和 BDNF 含量。

实验结果与处理

1. 统计学处理

实验数据以 $\bar{x}\pm s$ 表示，采用 SPSS 17.0 统计软件进行分析。各组间逃避潜伏期采用方差分析。

2. 实验结果

实验记录见表 2-4-5-2 和表 2-4-5-3。

表 2 – 4 – 5 – 2　化合物×××对丁溴东莨菪碱致小鼠逃避潜伏期的影响（$n=10$，$\bar{x}\pm s$）

组别	第 1 天	第 2 天	第 3 天
正常组			
模型组			
奥拉西坦组			
化合物组			

表 2 – 4 – 5 – 3　ACh 和 BDNF 含量测定结果（$n=10$，$\bar{x}\pm s$）

组别	ACh	BDNF
正常组		
模型组		
奥拉西坦组		
化合物组		

实验六　化合物×××抗高血压实验

实验目的

观察化合物×××对自发性高血压大鼠的降血压及心脏保护作用。

实验原理

自发性高血压大鼠（spontaneously hypertensive rats，SHR）是日本学者在 1959 年采用 Wistar 京都种大鼠选择性近亲交配而获得稳定的高血压遗传性建立的品种。SHR 出生后血压随鼠龄不断升高，3～4 个月时为高血压确立期，6 个月时血压升到最高水平，幼年 SHR 交感活性增高，4 周龄时虽然血压正常但已出现心脏重量增加，以后随血压升高进一步出现心血管并发症。SHR 的正常对照组为 Wistar-Kyoto rats（WKY 大鼠），SHR 的血压升高是由多基因遗传决定的，与人类高血压病类似，是研究高血压病发病机制和筛选降压药物较为理想的动物模型。

实验材料

（1）实验动物：自发性高血压大鼠（spontaneously hypertensive rats，SHR），WKY大鼠，体重为180～220 g，雄性，由合格实验动物供应单位提供。饲养于实验动物中心屏障环境（温度20～26℃，湿度40%～70%，光照12 h/黑暗12 h），每笼5只。

（2）试剂：化合物×××、溶解化合物×××的溶剂（根据化合物理化性质来选择）、血管紧张素受体阻断药缬沙坦、戊巴比妥钠、肝素、生理盐水、染色试剂等。

（3）实验仪器：电子天平、移液枪、PowerLab生理信号采集与分析系统、PowerLab无创测压系统、Chart（多通道生理信号记录仪）系统软件、多功能酶标仪、压力换能器、大鼠固定笼、家用红外取暖器等。

实验方法与步骤

1. 动物分组

共6组，分别为对照组，模型组，化合物×××低、中、高剂量组，阳性对照药缬沙坦组，每组10只。

2. 药物剂量设定及给药方法

缬沙坦按临床使用剂量换算的大鼠等效剂量为10 mg/kg，化合物×××根据预实验确定剂量。各药品用溶剂配成所需浓度的药液。灌胃给药，给药容积为1.0 mL/100 g，每周测定体质量，根据体质量每周调整给药。

3. 大鼠血压测定（尾动脉无创测压法）

将9周龄雄性自发性高血压大鼠（SHR）随机分组后进行每天给药。采用PowerLab无创测压系统测量其给药前及给药后1 h、2 h、3 h、4 h、6 h的尾动脉血压（急性降压实验，测定时间可根据具体情况调整）。测定7 d、14 d、21 d、28 d的尾动脉收缩压（连续给药降压实验，测定时间可根据具体情况调整）。

测量方法：尾套法进行无创血压测量（noninvasive blood pressure，NIBP），将大鼠放入大鼠固定器内，露出鼠尾。用红外取暖器，照射加热鼠尾约5 min后，鼠尾变软，鼠尾动脉充分扩张。将其穿过加压尾套并固定在鼠尾的根部，使大鼠尾动脉与Powerlab无创尾动脉血压测定分析系统的脉搏传感器紧密接触，同时观测系统的脉搏波形，出现稳定的脉搏波时即可开始测定血压。待动物安静后，选择90～420 BPM（大鼠加压档）给尾套充气加压，可见脉搏波逐渐减小至消失，然后尾套开始放气，鼠套压力降低，当压力等于收缩压时，开始出现脉搏波，此点的血压值即为鼠尾收缩压，重复测量3次，取平均值。

4. 血流动力学检测

给药至实验终点，戊巴比妥钠30 mg/kg麻醉大鼠，仰卧于手术台，颈部手术分离右侧颈总动脉，插入动脉导管（连接压力换能器），观察显示器上的动脉血压波形，然后向心方向缓缓推入插管，边推边观察显示器上波形的变化，显示器上显示间断和规律的锯齿状波形时，表示导管尖端已达主动脉瓣处。此时稍加用力可产生轻微的突破感，再小心推进导管，动脉血压波形突然转变为振幅和波宽高大的左室内压波形，提示插管已达左心室内。生理信号采集与处理仪记录血流动力学参数：心率（heart rate，HR）、左心室收缩压（left ventricular systolic pressure，LVSP）、左心室舒张末期压（left ventricular end diastolic pressure，LVEDP）、左室内压力最大上升/下降速率（$\pm$LV dp/dt_{max}）。

5. 高血压心脏病指标检测

连续给药至实验终点，麻醉处死，取心脏组织进行高血压心脏病（心肌肥大、纤维化）的检测。

（1）左室质量指数的测定。麻醉大鼠迅速打开胸腔，用预冷的生理盐水充分灌注，取出心脏，滤纸吸干，沿房室环剪去大血管、心房及右室游离壁，将余下的室间隔、左室游离壁作为左室质量。左室质量与身体质量的比值（left ventricular mass/body mass，LVM/BM）作为左室质量指数（left ventricular mass index，LVMI）。

（2）心脏组织形态学观察。长期高血压导致的压力负荷、体液因子刺激引起心肌细胞和心成纤维细胞结构和功能的变化，造成心肌收缩力下降、心室壁僵硬、顺应性降低、血氧透过困难等，是导致心功能下降及产生心电异位节律的重要原因。心脏组织形态学的变化是高血压心脏病的观察指标。

1）心脏组织苏木素－伊红染色。一部分心室肌组织投入到固定液中（10%福尔马林溶液），经乙醇脱水、石蜡包埋后，置于切片机中按 8 μm 连续切片，经脱蜡、二甲苯透明后进行苏木素－伊红染色（hematoxylin and eosin staining，HE）。HE 染色观察心肌细胞肥大、细胞排列情况，细胞间质、炎细胞浸润程度。

2）心脏组织 masson 染色。将一部分心室肌组织投入到固定液（10%福尔马林溶液）中，经乙醇脱水、石蜡包埋后，置于切片机中按 8 μm 连续切片，经脱蜡、二甲苯透明后进行 Masson 染色（胶原染为蓝色）观察胶原情况。每只大鼠随机获取 5 个显微照片视野的平均数为 1 个统计数据。用图像分析软件对 Masson 染色图片进行心肌组织胶原容积分数（collagen volume fraction，CVF）分析，CVF（%）＝胶原面积/总面积×100%。

实验结果与处理

1. 统计学处理

数据采用 $\bar{x} \pm s$ 表示，采用 SPSS 17.0 统计软件进行分析。两组之间比较采用 t 检验，多组间比较采用单因素方差分析 Bonferroni post-hoc test 检验程序进行统计学处理，$P < 0.05$ 认为差异有统计学显著意义。

2. 实验结果

实验记录见表 2 - 4 - 6 - 1 ～ 2 - 4 - 6 - 4。

表 2 – 4 – 6 – 1 　各组大鼠给药前后血压变化记录模板（急性降压实验，$n = 10$，$\bar{x} \pm s$）

组别	SBP（给药前）/ mm Hg	SBP（给药 1 h）/ mm Hg	SBP（给药 3 h）/ mm Hg
对照组			
模型组			
化合物（低）组			
化合物（中）组			
化合物（高）组			
缬沙坦组			

表 2 – 4 – 6 – 2 　各组大鼠给药前后血压变化记录模板（连续给药实验，$n = 10$，$\bar{x} \pm s$）

组别	SBP（第 0 周）/ mm Hg	SBP（第 1 周）/ mm Hg	SBP（第 2 周）/ mm Hg	SBP（第 3 周）/ mm Hg	SBP（第 4 周）/ mm Hg
对照组					
模型组					
化合物（低）组					
化合物（中）组					
化合物（高）组					
缬沙坦组					

表 2 – 4 – 6 – 3 　各组大鼠给药后血流动力学变化记录模板（实验终点，$n = 10$，$\bar{x} \pm s$）

组别	LVSP/ mm Hg	LVEDP/ mm Hg	+ LV dp/dt$_{max}$/ mm Hg/s	– LV dp/dt$_{max}$/ mm Hg/s	HR
对照组					
模型组					
化合物（低）组					
化合物（中）组					
化合物（高）组					
缬沙坦组					

表2-4-6-4　各组大鼠左心室质量指数、心肌组织胶原容积分数记录模板（$n=10$，$\bar{x} \pm s$）

组别	LVMI/mg · g^{-1} 第4周	CVF/% 第4周
对照组		
模型组		
化合物（低）组		
化合物（中）组		
化合物（高）组		
缬沙坦组		

3. 心脏组织病理检测

略。

实验七　化合物×××降血脂及抗动脉粥样硬化实验

实验目的

观察化合物×××的降血脂及抗动脉粥样硬化的作用。

实验原理

ApoE$^{-/-}$小鼠由美国洛克菲勒大学和北卡罗莱那大学应用基因同源重组的靶基因技术于1992年培育成功，是目前应用最为广泛的动脉粥样硬化（atherosclerosis，AS）动物模型。常规饲料饲养（含4.5%脂肪）即可出现严重的AS病变，给予人类相似的高脂饮食喂养ApoE$^{-/-}$小鼠，形成脂质条纹和纤维增生病变的时间较常规饮食组更快。ApoE$^{-/-}$小鼠AS病变处细胞类型如巨噬细胞、T淋巴细胞和VSMC与人类近似。与饮食诱导的动物模型不同，ApoE$^{-/-}$小鼠AS病变遍布动脉干，以主动脉根部最常见。相对而言，在ApoE$^{-/-}$小鼠中，胸主动脉多被用于研究斑块形成，推测可能是由于主动脉弓部的斑块发展容易饱和，因此，在观察药效学实验时量效关系不是特别明显。ApoE$^{-/-}$小鼠给予正常饲料或高胆固醇饲料喂养12月，其胆固醇含量与AS发展线性相关。

在基础研究中，ApoE$^{-/-}$小鼠模型已经广泛应用于AS发病机制研究及药效评价。该模型的主要缺点是其脂蛋白谱与人类不同。小鼠胆固醇主要存在于极低密度脂蛋白（very low density lipoprotein，VLDL），而人类是LDL，且小鼠的HDL-C比较高。由于人类和小鼠的动脉斑块在诸多方面存在不同（如解剖生理和血流动力学等方面），因此，将小鼠模型中取得的结果外推到临床以及筛选降脂药物要考虑差异性。

实验材料

（1）实验动物：5周龄雄性 ApoE$^{-/-}$ 小鼠、SPF 级同品系同周龄 C57BL/6J 雄性小鼠（引种自美国 Jackson 实验室）。实验动物购回后饲养于实验动物中心屏障环境（温度为20～26℃，湿度为40%～70%，光照12 h/黑暗 12 h），先适应性饲养 1 w，次周（6 w）喂饲高脂饲料。

C57BL/6J 组喂饲普通小鼠饲料（normal rodent chow diet），其余各组喂饲高脂、高胆固醇饲料（Western-type Diet）配方：基础饲料＋10% 猪油＋1.25% 胆固醇。饲料由实验动物中心制备。

（2）试剂：化合物×××、溶解化合物的溶剂（根据理化性质来选择）、阳性对照药阿托伐他汀钙以 0.5% 羧甲基纤维素钠溶（CMC-Na）为溶媒。0.5% CMC-Na 的配置方法为：称取 1 g CMC-Na 加入 200 mL 蒸馏水中，搅拌后高压 20 min 促溶解，常温保存。异丙醇、油红 O 染色液、戊巴比妥钠等。

（3）实验仪器：电子天平、多功能酶标仪、紫外分光光度计、生化分析仪、高速冷冻离心机、手术灯、手术显微镜等。

实验方法与步骤

1. 分组及处理

将实验小鼠随机分为以下几组：C57BL/6J 组即正常对照组，给予等体积空白溶媒 0.5% CMC-Na；ApoE$^{-/-}$ 组即模型组，给予等体积空白溶媒 0.5% CMC-Na；化合物×××高剂量组；化合物×××中剂量组；化合物×××低剂量组；阿托伐他汀钙组，灌胃给予 3 mg/（kg·d）的药物。$n = 10$ 只/组。

给药容积为 0.1 mL/10g；实验开始时，所有动物同步给药，每日按照上述分组和剂量连续灌胃 10 w。

2. 指标测定

（1）一般情况观察。观察各处理组小鼠活动情况，每周称量小鼠体重一次，根据体重调整给药量。同时记录各组动物的摄食量。高脂喂饲 10 w，经眼眶后静脉丛采血后颈椎脱臼处死，取各组小鼠脏器和血管进行后续各项指标的测定。

（2）样本收集与处理。实验结束后，将所有实验小鼠用戊巴比妥钠麻醉后行眼眶后静脉丛采血，收集于 1.5 mL 灭菌 EP 管中（不包括抗凝剂），室温静置 2 h，以 4 000 r/min 速度离心10 min，分离血清，分装放于 −80 ℃冰箱保存。

（3）斑块面积测定。

1）胸主动脉斑块测定。

a. 小鼠用戊巴比妥钠（100 mg/kg）麻醉后眼眶采血、固定、开胸，暴露心脏，行左心室插管灌注 PBS（0.01 mol/L，pH 7.4）10 mL，肉眼大体分离血管。在手术显微镜下取下胸主动脉。

b. 经大体分离的整条血管置于冰冷 PBS 的小皿中，在手术显微镜下仔细分离干净血管外周的结缔组织和脂肪。

c. 将血管条纵向剖开。注意不要用显微手术器械触到血管内斑块，以防止斑块的机械性脱落，影响斑块面积的测定。

d. 将剖开的血管用 PBS 漂洗一遍后用 60% 异丙醇（异丙醇：超纯水 =6∶4）漂洗 20～30 s，然后立即放入装有油红 O 染色液的 5 mL EP 管中，垂直混匀器混匀 6 min。

e. 倒出染色液，用 60% 异丙醇漂洗血管 2 次，5 min/次，至非特异性染色被洗净，小心用镊子将血管平铺于明胶包被的玻片上。

f. 将玻片置于绿色背景上，使得正常血管内膜、斑块和背景对比清晰，用数码相机固定距离拍摄，采用图像处理软件计算斑块面积与全血管面积的比值。

2）无名动脉（innominate artery）斑块测定。无名动脉，亦称头臂干动脉，始于主动脉弓，向上延伸分出右颈总动脉和右锁骨下动脉，是研究动脉硬化斑块形成、斑块构成和斑块稳定性的一个很好的位置。取材时，用眼科显微剪在手术显微镜下分离出右颈总动脉和右锁骨下动脉，黑线结扎右锁骨下动脉作为识别标记。剪下无名动脉，其斑块面积染色同上。

（4）血脂水平测定。购买商业化试剂盒，按照试剂盒说明书，检测总胆固醇（total cholesterol，TC）、甘油三酯（triglyceride，TG）、低密度脂蛋白胆固醇（low density lipoprotein cholesterol，LDL-C）和高密度脂蛋白胆固醇（high density lipoprotein cholesterol，HDL-C）。

实验结果与处理

1. 统计学分析

数据采用 $\bar{x} \pm s$ 表示，对于各部位的斑块面积分析采用单盲法分析，采用 SPSS 17.0 统计软件进行分析。两组之间比较采用 t 检验，多组间比较采用单因素方差分析 Bonferroni post-hoc test 程序进行统计学处理，$P < 0.05$ 认为差异有统计学显著意义。

2. 实验结果

实验记录见表 2 - 4 - 7 - 1 和表 2 - 4 - 7 - 2。

表2-4-7-1　各组小鼠的血脂和体重情况记录模板（实验终点 $n=10$, $\bar{x}\pm s$）

组别	TG	TG	LDL-C	HDL-C	B. W.
C57BL/6J 组					
ApoE$^{-/-}$ 组					
化合物（低）组					
化合物（中）组					
化合物（高）组					
阿托伐他汀组					

表2-4-7-2　各组小鼠的动脉斑块覆盖率的记录模板（斑块面积/全血管面积×100%, $n=10$, $\bar{x}\pm s$）

组别	胸主动脉	无名动脉
C57BL/6J 组		
ApoE$^{-/-}$ 组		
化合物（低）组		
化合物（中）组		
化合物（高）组		
阿托伐他汀组		

实验八　化合物×××对 STZ 诱导的 II 型糖尿病大鼠药效学实验

实验目的

观察化合物×××对高糖高脂加小剂量链脲佐菌素诱导的 II 型糖尿病大鼠的药效学。

实验原理

链脲佐菌素（streptozotocin, STZ）是一种氨基葡萄糖 - 亚硝基脲，是 DNA 烷基化试剂，能通过 GLUT2 葡萄糖转运蛋白（GLUT2 glucose trasport protein）进入细胞，对一定种属动物的胰岛 β 细胞有选择性破坏作用，能诱发许多动物产生糖尿病，一般采用大鼠和小鼠制造动物模型。Ⅰ型糖尿病与Ⅱ型糖尿病动物模型的制备与 STZ 注射的给药方式有关。静脉或腹腔一次大剂量注射 STZ 所制得的速发型糖尿病系胰岛 β 细胞的广泛损害，模拟Ⅰ型糖尿病。本实验采用高糖高脂饲料喂养合并小剂量一次腹腔注射 STZ，建立与人类Ⅱ型糖尿病表现相似的大鼠模型。

实验材料

（1）动物：SPF 级 SD 大鼠，体重 180 ～ 220 g，由合格实验动物供应单位提供。饲养于实验动物中心屏障环境（温度为 20 ～ 26℃，湿度为 40%～70%，光照 12 h/黑暗 12 h）。普通饲料：玉米粉 80%，面粉 15%，黄豆粉 5%；高糖高脂饲料：普通饲料 65% + 炼猪油 20% + 蔗糖 10% + 蛋黄 5%。

（2）试剂：链脲佐菌素、化合物 ×××、溶解化合物的溶剂（根据化合物理化性质来选择）、戊巴比妥钠、盐酸二甲双胍片、血糖试纸等。

（3）实验仪器：血糖测试仪、酶标仪、电子天平、冷冻高速离心机、紫外分光光度计等。

实验方法与步骤

1．Ⅱ型糖尿病大鼠制备

除正常对照组外，其他各组先用高糖高脂饲料喂养 1.5 个月，抽查血脂指标明显升高后，腹腔注射 STZ 35 mg/kg 诱发糖尿病模型（STZ 临用前用 0.1 mmol/L pH 为 4.5 的柠檬酸/枸橼酸钠缓冲液配成 6 mg/mL 的溶液，且在 10 min 内用完）。于注射后第 7 ～ 10 d，断尾采集空腹静脉血，以血糖仪测定血糖，将血糖值大于等于 11.1mmol/L 者视为建模成功。模型建立后，分组，口服给予受试药物以及对照药物，观察各项指标。

2．动物分组与给药剂量

正常对照组，模型组，化合物 ××× 高剂量组，化合物 ××× 中剂量组，化合物 ××× 低剂量组，盐酸二甲双胍片组，给药剂量 150 mg /kg。灌胃容积按 1 mL/100 g，每天给药 1 次，每周根据体重，调整给药量，给药周期为 28 d。

3．指标测定

初次给药，使用血糖仪分别测定给药前以及给药后 2 h、4 h、8 h、12 h（急性降糖实验，时间可根据具体情况调整）空腹血糖值。

连续给药至 28 d，在 7 d、14 d、21 d 和 28 d（连续给药实验，时间可根据具体情况调整）测定血糖值。最末次给药后，禁食不禁水 10 h，取尾静脉血检测空腹血糖。给予戊巴比妥钠麻醉后，腹腔静脉取血，静置后，4 ℃ 4 000 r /min 离心 5 min，

取血清 –20 ℃保存，用于血脂、空腹胰岛素（fasting insulin，FINS）含量的检测。分离胰腺，用预冷的生理盐水洗清血迹后用滤纸吸去水分，并计算胰脏系数。

（1）血糖测定。使用血糖仪分别测定给药前以及给药后 2 h、4 h、12 h、7 d、14 d、21 d 和 28 d（时间可根据具体情况调整）血糖值。

（2）脏器质量指数测定。称量体重，处死后取材，摘取胰腺、双侧肾组织，去除表面筋膜和脂肪，用滤纸吸干表面血液后，称取胰脏、肾脏质量。脏器质量与体质量的比值作为脏器质量指数。

（3）血清胰岛素和胰岛素抵抗指数测定。ELISA 试剂盒检测血清胰岛素水平，计算胰岛素抵抗指数（homeostasis model assessment – insulin resistance，HOMA – IR），HOMA – IR 是用于评价个体的胰岛素抵抗水平的指标。计算方法如下：HOMA – IR = 空腹血糖水平（fasting blood glucose，FBG，mmol/L）×空腹胰岛素水平（fasting insulin，FINS，mIU/L）/22.5。

（4）血脂水平测定。购买商业化试剂盒，按照试剂盒说明书，检测总胆固醇（total Cholesterol，TC）、甘油三酯（triglyceride，TG）、低密度脂蛋白胆固醇（low density lipoprotein cholesterol，LDL-C）和高密度脂蛋白胆固醇（high density lipoprotein cholesterol，HDL-C）。

（5）尿蛋白检测。在第 0 d、7 d、14 d、21 d、28 d（时间可根据具体情况调整）代谢笼收集 24 h 尿量，5 000 转/分钟，离心 5 min，取尿液上清液，按照试剂盒说明书及其步骤测定各组大鼠尿蛋白含量。

（6）肾脏病理检查。给药至实验终点，取肾组织，10% 甲醛固定 24 h，常规脱水、二甲苯透明、浸蜡，包埋切片，苏木素 – 伊红染色，光镜下观察肾组织病理改变。

实验结果与处理

1. 统计学分析

所有数据均以 $\bar{x} \pm s$ 表示，采用 SPSS 17.0 统计软件进行分析。两组之间比较采用 t 检验，多组间比较采用单因素方差分析 Bonferroni post-hoc test 程序进行统计学处理，$P < 0.05$ 认为差异有统计学显著意义。

2. 实验结果

实验记录见表 2 – 4 – 8 – 1 ~ 2 – 4 – 8 – 5。

表 2 - 4 - 8 - 1 大鼠给药前后血糖值（急性降糖实验 $n=10$, $\bar{x}\pm s$）

组别	B. G.（给药前）	B. G.（给药 2 h）	B. G.（给药 4 h）	B. G.（给药 8 h）	B. G.（给药 12 h）
对照组					
模型组					
化合物（低）组					
化合物（中）组					
化合物（高）组					
二甲双胍组					

表 2 - 4 - 8 - 2 大鼠给药前后血糖值（连续给药 $n=10$, $\bar{x}\pm s$）

组别	B. G.（给药前）	B. G.（第 7 d）	B. G.（14 d）	B. G.（21 d）	B. G.（28 d）
对照组					
模型组					
化合物（低）组					
化合物（中）组					
化合物（高）组					
二甲双胍组					

表 2 - 4 - 8 - 3 大鼠的血脂和体重情况表（$n=10$, $\bar{x}\pm s$）

组别	TG	TG	LDL-C	HDL-C	B. W.（第 28 天）
对照组					
模型组					
化合物（低）组					
化合物（中）组					
化合物（高）组					
二甲双胍组					

表 2-4-8-4　大鼠的胰腺质量、胰岛素抵抗、肾质量指数及血清胰岛素水平（$n=10$，$\bar{x}\pm s$）

组别	P. M. I	HOMA-IR	R. M. I	FINS
对照组				
模型组				
化合物（低）组				
化合物（中）组				
化合物（高）组				
二甲双胍组				

表 2-4-8-5　大鼠的尿蛋白（$n=10$，$\bar{x}\pm s$）

组别	U. P（给药前）	U. P.（7 d）	U. P.（14 d）	U. P.（21 d）
对照组				
模型组				
化合物（低）组				
化合物（中）组				
化合物（高）组				
二甲双胍组				

3. 肾脏组织病理检测
略。

（陈少锐　陈健文　皮荣标）

附　录

附录1 \\\\ 微型化合物库

　　化合物库通常由实体库和信息库两部分构成,利用 ISIS Base 数据库管理系统,设计构建了化合物库信息库,并利用该信息库对实体库的样品进行管理。分类包括:多样性化合物库、靶点化合物库、天然产物化合物库、抑制活性化合物库其成药化合物库、片段组学化合物库、农药化合物库,其他特殊品种化合物库等。种类多,总体数量大,为现代新药开发流程中药物筛选提供重要的先导化合物来源。

　　中山大学药学院实验教学中心的化合物库是一个微型的化合物库,已收集 66 种化合物,专门用于本科生教学实验,见附表 1 – 1。

附表 1 – 1　微型化合物库

编号	中文名称	英文名称	CAS	分子式	分子量/Mr
1	阿司匹林（邻乙酰水杨酸）	acetylsalicylic acid	50 – 78 – 2	$C_9H_8O_4$	180.16
2	石菖蒲挥发油	acorus tatarinowii schott	—	—	—
3	芦荟大黄素	aloeemodin	481 – 72 – 1	$C_{15}H_{10}O_5$	270.24
4	硫酸阿米卡星	amikacin sulfate	39831 – 55 – 5	$C_{22}H_{47}N_5O_{21}S_2$	781.76
5	氨茶碱	aminophylline hydrate	317 – 34 – 0	$C_{16}H_{24}N_{10}O_4 \cdot xH_2O$	210.21
6	吡咯烷二硫代甲酸铵	ammonium pyrrolidinedithlocarbamate	5108 – 96 – 3	$C_5H_{12}N_2S_2$	164.29

续附表 1 – 1

编号	中文名称	英文名称	CAS	分子式	分子量/Mr
7	芹菜素	apigenin	520 – 36 – 5	$C_{15}H_{10}O_5$	270.24
8	9 – 氨基 – 1, 2, 3, 4 – 四氢吖啶盐酸盐水合物	9-amino-1, 2, 3, 4- tetra-hydroacridine hydrochloride hydrate	1684 – 40 – 8	$C_{13}H_{14}N_2 \cdot HCl \cdot xH_2O$	234.72
9	黄芩素	baicalein	491 – 67 – 8	$C_{15}H_{10}O_5$	270.24
10	盐酸小檗碱	berberine hydrochloride	633 – 65 – 8	$C_{20}H_{18}NO_4Cl$	371.82
11	溴百里酚蓝钠盐	bromothymol blue sodium salt	34722 – 90 – 2	$C_{27}H_{27}Br_2NaO_5S$	646.36
12	咖啡酸	caffeic acid	331 – 39 – 5	$C_9H_8O_4$	180.16
13	头孢唑啉	cefazolin	25953 – 19 – 9	$C_{14}H_{14}N_8O_4S_3$	454.51
14	头孢拉定	cefradine	38821 – 53 – 3	$C_{16}H_{19}N_3O_4S$	394.40
15	氯霉素	chloramphenicol	56 – 75 – 7	$C_{11}H_{12}Cl_2N_2O_5$	323.13
16	盐酸氯丙嗪	chlorpromazine HCl	69 – 09 – 0	$C_{17}H_{20}Cl_2N_2S$	355.33
17	胆固醇	cholesterol	57 – 88 – 5	$C_{27}H_{46}O$	386.66
18	盐酸环丙沙星	ciprofloxacin HCl	86393 – 32 – 0	$C_{17}H_{18}FN_3O_3 \cdot HCl \cdot H_2O$	385.82
19	甲酚红	cresol red	1733 – 12 – 6	$C_{21}H_{18}O_5S$	382.43
20	姜黄素	curcumin	—	—	—
21	阿糖胞苷	cytosine β-D-arabino-furanoside	147 – 94 – 4	$C_9H_{11}N_3O_5$	243.22
22	丹磺酰氯	dansyl chloride	605 – 65 – 2	$C_{12}H_{12}ClNO_2S$	269.75
23	多奈哌齐	donepezil	120014 – 06 – 4	$C_{24}H_{29}NO_3$	379.49
24	盐酸阿霉素	doxorubicin hydrochloride	25316 – 40 – 9	$C_{27}H_{29}NO_{11} \cdot HCl$	579.98
25	大黄素	emodin	518 – 82 – 1	$C_{15}H_{10}O_5$	270.24
26	恩诺沙星	enrofloxacin	93106 – 06 – 6	$C_{19}H_{22}FN_3O_3$	359.40
27	埃罗替尼	erlortinib	183321 – 74 – 6	$C_{22}H_{23}N_3O_4$	393.44
28	阿魏酸	ferulic acid	1135 – 24 – 6	$C_{10}H_{10}O_4$	194.18
29	5 – 氟尿嘧啶	5 – fluorouracil	51 – 21 – 8	$C_4H_3FN_2O_2$	130.08
30	盐酸氟西汀	fluoxetine hydrochloride	56296 – 78 – 7	$C_{17}H_{19}ClF_3NO$	345.79
31	天麻素	gastrodin	62499 – 27 – 8	$C_{13}H_{18}O_7$	286.28

续附表 1－1

编号	中文名称	英文名称	CAS	分子式	分子量/Mr
32	吉非替尼	gefitinib	184475－35－2	$C_{22}H_{24}ClFN_4O_3$	446.9
33	硫酸庆大霉素	gentamicin sulfate	1405－41－0	$C_{21}H_{43}N_5O_7,H_2SO_4$	575.67
34	氢化可的松	hydrocortisone	50－23－7	$C_{21}H_{30}O_5$	362.46
35	吲哚美辛	indometacin	53－86－1	$C_{19}H_{16}ClNO_4$	357.79
36	靛红（吲哚－2，3－二酮）	isatin	91－56－5	$C_8H_5NO_2$	147.13
37	伊曲康唑	itraconazole	84625－61－6	$C_{35}H_{38}Cl_2N_8O_4$	705.63
38	硫酸卡那霉素	kanamycin mono sulfate	25389－94－0	$C_{18}H_{36}N_4O_{11}SH_2SO_4$	582.57
39	L－盐酸赖氨酸	L-glutamic acid	56－86－0	$C_5H_9NO_4$	147.13
40	利多卡因	lidocaine	137－58－6	$C_{14}H_{22}N_2O$	234.34
41	盐酸川芎嗪	ligustrazine hydrochloride	76494－51－4	$C_8H_{13}ClN_2$	172.66
42	木樨草素	luteolin	491－70－3	$C_{15}H_{10}O_6$	286.24
43	L－赖氨酸盐酸盐	L-（＋）-lysinemono-hydrochloride	657－27－2	$C_6H_{14}N_2O_2 \cdot HCl$	182.65
44	美洛昔康	meloxicam	71125－38－7	$C_{14}H_{13}N_3O_4S_2$	351.4
45	无水硫酸镁	magnesium sulfate	7487－88－9	$MgSO_4$	120.37
46	尼美舒利	nimesulide	51803－78－2	$C_{13}H_{12}N_2O_5S$	308.31
47	齐墩果酸	oleanolic acid	508－02－1	$C_{30}H_{48}O_3$	456.70
48	蛇床子素（99%）	osthole	484－12－8	$C_{15}H_{16}O_3$	244.29
49	青霉素钠	penicillin G, sodium salt	69－57－8	$C_{16}H_{17}N_2NaO_4S$	356.37
50	吡拉西坦	piracetam	7491－74－9	$C_6H_{10}N_2O_2$	142.16
51	苯妥英钠	phenytoin sodium	630－93－3	$C_{15}H_{11}N_2NaO_2$	274.25
52	醋酸泼尼松片	prednisone acetate	125－10－0	$C_{23}H_{28}O_6$	400.46
53	盐酸普鲁卡因	procaine hydrochloride	51－05－8	$C_{13}H_{20}N_2O_2 \cdot HCl$	272.77
54	紫檀芪	pterostilbene	537－42－8	$C_{16}H_{16}O_3$	256.30
55	槲皮素	quercetin	117－39－5	$C_{15}H_{10}O_7$	302.24
56	奎尼丁	quinidine	56－54－2	$C_{20}H_{24}N_2O_2$	324.42
57	白藜芦醇	resveratrol	501－36－0	$C_{14}H_{12}O_3$	228.24
58	沙丁胺醇	salbutamol	18559－94－9	$C_{13}H_{21}NO_3$	239.31
59	红景天苷	salidroside	10338－51－9	$C_{14}H_{20}O_7$	300.31

续附表 1 – 1

编号	中文名称	英文名称	CAS	分子式	分子量/Mr
60	三七皂苷	sanqi tofal saponins	—	—	—
61	丁溴东莨菪碱	(–) scopolamine N – butyl bromide	149 – 64 – 4	$C_{21}H_{30}BrNO_4$	440.37
62	（S）– 10 – 羟基喜树碱	(S) -10-hydroxycampto-thecine	19685 – 09 – 7	$C_{20}H_{16}N_2O_5$	364.35
63	枸橼酸他莫昔芬	tamoxifen citrate	54965 – 24 – 1	$C_{26}H_{29}NOC_6H_8O_7$	563.64
64	红四氮唑	tetrazolium red	298 – 96 – 4	$C_{19}H_{15}ClN_4$	334.81
65	沙利度胺	thalidomide	50 – 35 – 1	$C_{13}H_{10}N_2O_4$	258.23
66	长春西汀	vinpocetine	42971 – 09 – 5	$C_{22}H_{26}N_2O_2$	350.45

附录2　　常用抗肿瘤实验所用细胞株（NCI-60）

常用抗肿瘤实验所用细胞详见附表2-1。

附表2-1　常用抗肿瘤实验所用细胞株

细胞株名称	肿瘤分类	ATCC 编码
MCF7	Breast	HTB - 22™
MDA - MB - 231	Breast	HTB - 26™
HS 578T	Breast	HTB - 126™
BT - 549	Breast	HTB - 122™
T - 47D	Breast	HTB - 133™
SF - 268	Central Nervous System	—
SF - 295	Central Nervous System	—
SF - 539	Central Nervous System	—
SNB - 19	Central Nervous System	—
SNB - 75	Central Nervous System	—
U251	Central Nervous System	—
COLO 205	Colon	CCL - 222™
HCC - 2998	Colon	—
HCT - 116	Colon	CCL - 247™
HCT - 15	Colon	CCL - 225™
HT29	Colon	HTB - 38™
KM12	Colon	—
SW - 620	Colon	CCL - 227™
CCRF - CEM	Leukemia	CCL - 119™

续附表 2－1

细胞株名称	肿瘤分类	ATCC 编码
HL－60（TB）	Leukemia	CCL－240™
K－562	Leukemia	CCL－243™
MOLT－4	Leukemia	CRL－1582™
RPMI－8226	Leukemia	CCL－155™
SR	Leukemia	CRL－2262™
LOX IMVI	Melanoma	—
MALME－3M	Melanoma	HTB－64™
M14	Melanoma	—
MDA－MB－435	Melanoma	HTB－129™
SK－MEL－2	Melanoma	HTB－68™
SK－MEL－28	Melanoma	HTB－72™
SK－MEL－5	Melanoma	HTB－70™
UACC－257	Melanoma	—
UACC－62	Melanoma	—
MDA－N k	Melanoma	—
A549	Non－Small Cell Lung	CCL－185™
EKVX	Non－Small Cell Lung	—
HOP－62	Non－Small Cell Lung	—
HOP－92	Non－Small Cell Lung	—
NCI－H226	Non－Small Cell Lung	CRL－5826™
NCI－H23	Non－Small Cell Lung	CRL－5800™
NCI－H322M	Non－Small Cell Lung	—
NCI－H460	Non－Small Cell Lung	HTB－177™
NCI－H522	Non－Small Cell Lung	CRL－5810™
IGR－OV1	Ovarian	—
OVCAR－3	Ovarian	HTB－161™
OVCAR－4	Ovarian	—

续附表 2 - 1

细胞株名称	肿瘤分类	ATCC 编码
OVCAR - 5	Ovarian	—
OVCAR - 8	Ovarian	—
NCI/ADR - RES k	Ovarian	—
SK - OV - 3	Ovarian	HTB - 77™
PC - 3	Prostate	CRL - 1435™
DU - 145	Prostate	HTB - 81™
786 - 0	Renal	CRL - 1932™
A498	Renal	HTB - 44™
ACHN	Renal	CRL - 1611™
CAKI - 1	Renal	HTB - 46™
RXF 393	Renal	—
SN12C	Renal	—
TK - 10	Renal	—
UO - 31	Renal	—

附录3 常用剂量换算表

不同实验对象间剂量换算见附表 3 - 1。

附表 3 - 1　标准体重动物的由动物 a 到 b 的 mg·kg^{-1} 剂量折算（表中数字为换算系数 R_{ab}）

动物品种	小鼠 b	仓鼠 b	大鼠 b	豚鼠 b	家兔 b	家猫 b	猕猴 b	比格犬 b	狒 b	微型猪 b	成人 b
标准体重 W/kg	0.02	0.08	0.15	0.40	1.80	2.50	3.00	10.00	12.00	20.00	60.00
表面积/m^2	0.006 6	0.016 0	0.025 0	0.05 0	0.150 0	0.200 0	0.250 0	0.500 0	0.600 0	0.740 0	1.620 0
体重系数 k	0.089 8	0.086 2	0.088 6	0.092 1	0.101 4	0.108 6	0.120 2	0.107 7	0.114 5	0.100 4	0.105 7
系数 S	3.0	5.0	6.0	8.0	12.0	12.5	12.0	20.0	20.0	27.0	37.0
小鼠 a	1.000	0.600	0.500	0.375	0.250	0.240	0.250	0.150	0.150	0.111	0.081
仓鼠 a	1.670	1.000	0.833	0.625	0.417	0.400	0.417	0.250	0.250	0.185	0.135
大鼠 a	2.000	1.200	1.000	0.750	0.500	0.480	0.500	0.300	0.300	0.222	0.162
豚鼠 a	2.670	1.600	1.330	1.000	0.667	0.640	0.667	0.400	0.400	0.296	0.216
家兔 a	4.000	2.400	2.000	1.500	1.000	0.960	1.000	0.600	0.600	0.444	0.324
家猫 a	1.170	2.500	2.080	1.560	1.040	1.000	1.040	0.625	0.625	0.463	0.338
猕猴 a	4.000	2.400	2.000	1.500	1.000	0.960	1.000	0.600	0.600	0.444	0.324
比格犬 a	6.670	4.000	3.330	2.500	1.670	1.600	1.670	1.000	1.000	0.741	0.541
狒狒 a	6.670	4.000	3.330	2.500	1.670	1.600	1.670	1.000	1.000	0.741	0.541
微型猪 a	9.000	5.400	4.500	3.380	2.250	2.160	2.250	1.350	1.350	1.000	0.730
成人 a	12.330	7.400	6.170	4.630	3.080	2.960	3.080	1.850	1.850	1.370	1.000

　　例：已知 150 g（标准体重）大鼠按 5 mg·kg^{-1} 给药，求成人（标准体重）的用药剂量。查附表 3 - 1，大鼠 a 行，成人 b 列的 $R_{ab} = 0.162$，故成人的剂量为 $D_b \times R_{ab} = 5 \times 0.162 = 0.81$ mg·kg^{-1}。

人与动物的等效剂量比值见附表3－2。

附表3－2　人和动物间按体表面积折算的等效剂量比值

	小鼠 (20 g)	大鼠 (200 g)	豚鼠 (400 g)	家兔 (1.5 kg)	猫 (2.0 kg)	猴 (4.0 kg)	犬 (12 kg)	成人 (70 kg)
小鼠	1.00	7.00	12.25	27.80	29.70	64.10	124.20	378.90
大鼠	0.14	1.00	1.74	3.90	4.20	9.20	17.80	56.00
豚鼠	0.08	0.57	1.00	2.25	2.40	5.20	4.20	31.50
家兔	0.04	0.25	0.44	1.00	1.08	2.40	4.50	14.20
猫	0.03	0.23	0.41	0.92	1.00	2.20	4.10	13.00
猴	0.016	0.110	0.190	0.420	0.450	1.000	1.900	6.100
狗	0.008	0.060	0.100	0.220	0.230	0.520	1.000	8.100
成人	0.002 6	0.018 0	0.031 0	0.070 0	0.078 0	0.160 0	0.820 0	1.000 0

　　例：由大鼠换算为犬的剂量。12 kg犬与200 g大鼠相交处为17.8倍，如某药大鼠剂量为250 mg·kg^{-1}，200 g大鼠给药量为250×0.2＝50 mg，于是犬的适用剂量为50×17.8/12＝74 mg·kg^{-1}。

附录4　药物安全药理学研究技术指导原则

1　概述

安全药理学（safety pharmacology）主要是研究药物在治疗范围内或治疗范围以上的剂量时，潜在的不期望出现的对生理功能的不良影响，即观察药物对中枢神经系统、心血管系统和呼吸系统的影响。根据需要进行追加和/或补充的安全药理学研究。

追加的安全药理学研究（follow-up safety pharmacology studies）：根据药物的药理作用、化学结构，预期可能出现的不良反应。如果对已有的动物和/或临床试验结果产生怀疑，可能影响人的安全性时，应进行追加的安全药理学研究，即对中枢神经系统、心血管系统和呼吸系统进行深入的研究。

补充的安全药理学研究（supplemental safety pharmacology studies）：评价药物对中枢神经系统、心血管系统和呼吸系统以外的器官功能的影响，包括对泌尿系统、自主神经系统、胃肠道系统和其他器官组织的研究。

安全药理学的研究目的包括以下几个方面：确定药物可能关系到人安全性的非期望药理作用；评价药物在毒理学和/或临床研究中所观察到的药物不良反应和/或病理生理作用；研究所观察到的和/或推测的药物不良反应机制。

本指导原则适用于中药、天然药物和化学药物。

2　基本原则

2.1　试验方法

应根据药物的特点和临床使用的目的，合理地进行试验设计。选用适当的经验证的方法，包括科学而有效的新技术和新方法。某些安全药理学研究可根据药效反应的模型、药代动力学的特征、实验动物的种属等来选择试验方法。试验可采用体内和/或体外的方法。

2.2　研究的阶段性

安全药理学研究贯穿在新药研究全过程中，可分阶段进行。在药物进入临床试验前，应完成对中枢神经系统、心血管系统和呼吸系统影响的核心组合（core battery）试验的研究。追加和/或补充的安全药理学研究视具体情况，可在申报临床前或生产前完成。

2.3　执行 GLP 的要求

药物的安全性评价研究必须执行《药物非临床研究质量管理规范》（GLP）。安全药理学研究原则上须执行 GLP。对一些难以满足 GLP 要求的特殊情况，也要保证适当的试验管理和数据保存。核心组合试验应执行 GLP。追加的或/和补充的安全药理学研究应尽可能地最大限度遵循 GLP 规范。

2.4　受试物

中药、天然药物：受试物应采用能充分代表临床试验拟用样品和/或上市样品质量和安全性的样品。应采用工艺路线及关键工艺参数确定后的工艺制备，一般应为中试或中试以上规模的样品，否则应有充分的理由。应注明受试物的名称、来源、批号、含量（规格）、保存条件、有效期及配制方法等，并提供质量检验报告。由于中药的特殊性，建议现用现配，否则应提供数据支持配制后受试物的质量稳定性及均匀性。当给药时间较长时，应考察配制后体积是否存在随放置时间延长而膨胀造成终浓度不准的因素。如果由于给药容量或给药方法限制，可采用原料药进行试验。试验中所用溶媒和/或辅料应标明名称、标准、批号、有效期、规格及生产单位。

化学药物：受试物应采用工艺相对稳定、纯度和杂质含量能反映临床试验拟用样品和/或上市样品质量和安全性的样品。受试物应注明名称、来源、批号、含量（或规格）、保存条件、有效期及配制方法等，并提供质量检验报告。试验中所用溶媒和/或辅料应标明名称、标准、批号、有效期、规格和生产单位等，并符合试验要求。

在药物研发的过程中，若受试物的工艺发生可能影响其安全性的变化，应进行相应的安全性研究。

在化学药物试验过程中，应进行受试物样品分析，并提供样品分析报告。成分基本清楚的中药、天然药物也应进行受试物样品分析。

3　基本内容

3.1　试验设计的基本要求

3.1.1　生物材料

生物材料有以下几种：整体动物，离体器官及组织，体外培养的细胞、细胞片段、细胞器、受体、离子通道和酶等。整体动物常用小鼠、大鼠、豚鼠、家兔、犬、非人灵长类等。动物选择应与试验方法相匹配，同时还应注意品系、性别及年龄等因素。生物材料选择应注意敏感性、重现性和可行性，以及与人的相关性等因素。体内研究建议尽量采用清醒动物。如果使用麻醉动物，应注意麻醉药物的选择和麻醉深度的控制。

实验动物应符合国家对相应等级动物的质量规定要求，并具有实验动物质量合格证明。

3.1.2　样本量

试验组的组数及每组动物数的设定，应以能够科学合理地解释所获得的试验结果，恰当地反映有生物学意义的作用，并符合统计学要求为原则。小动物每组一般不少于10只，大动物每组一般不少于6只。动物一般雌雄各半。

3.1.3　剂量

体内安全药理学试验要对所观察到的不良反应的剂量反应关系进行研究，如果可能也应对时间效应关系进行研究。一般情况下，安全药理学试验应设计3个剂量，产生不良反应的剂量应与动物产生主要药效学的剂量或人拟用的有效剂量进行比较。由于不同种属的动物对药效学反应的敏感性存在种属差异，因此，安全药理学试验的剂量应包括或超过主要药效学的有效剂量或治疗范围。如果安全药理学研究中缺乏不良反应的结果，试验的最高剂量应设定为相似给药途径和给药时间的其他毒理试验中产生毒性反应的剂量。体外研究应确定受试物的浓度－效应关系。若无明显效应时，应对浓度选择的范围进行说明。

3.1.4　对照

一般可选用溶媒和/或辅料进行阴性对照。如为了说明受试物的特性与已知药物的异同，也可选用阳性对照药。

3.1.5　给药途径

整体动物试验，首先应考虑与临床拟用途径一致，可以考虑充分暴露的给药途径。对于在动物试验中难以实施的特殊的临床给药途径，可根据受试物的特点选择，并说明理由。

3.1.6　给药次数

一般采用单次给药。但是若主要药效学研究表明该受试物在给药一段时间后才能起效，或者重复给药的非临床研究和/或临床研究结果出现令人关注的安全性问题时，应根据具体情况合理设计给药次数。

3.1.7　观察时间

结合受试物的药效学和药代动力学特性、受试动物、临床研究方案等因素选择观察时间点和观察时间。

3.2　主要研究内容

3.2.1　核心组合试验

安全药理学的核心组合试验的目的是研究受试物对重要生命功能的影响。中枢神经系统、心血管系统、呼吸系统通常作为重要器官系统考虑，即核心组合试验要研究的内容。根据科学合理的原则，在某些情况下，可增加或减少部分试验内容，但应说明理由。

3.2.1.1 中枢神经系统。定性和定量评价给药后动物的运动功能、行为改变、协调功能、感觉/运动反射和体温的变化等，以确定药物对中枢神经系统的影响。可进行动物的功能组合试验。

3.2.1.2 心血管系统。测定给药前后血压（包括收缩压、舒张压和平均压等）、心电图（包括 QT 间期、PR 间期、QRS 波等）和心率等的变化。建议采用清醒动物进行心血管系统指标的测定（如遥测技术等）。

若药物从适应证、药理作用或化学结构上属于易于引起人类 QT 间期延长类的化合物，如抗精神病类药物、抗组织胺类药物、抗心律失常类药物和氟喹诺酮类药物等，应进行深入的试验研究，观察药物对 QT 间期的影响。对 QT 的研究见相关指导原则。

3.2.1.3 呼吸系统。测定给药前后动物的各种呼吸功能指标的变化，如呼吸频率、潮气量、呼吸深度等。

3.2.2 追加和/或补充的安全药理学试验

当核心组合试验、临床试验、流行病学、体内外试验以及文献报道提示药物存在潜在的与人体安全性有关的不良反应时，应进行追加和/或补充的安全药理学研究。追加的安全药理学试验是除了核心组合试验外，反映受试物对中枢神经系统、心血管系统和呼吸系统的深入研究。追加的安全药理学试验根据已有的信息，具体情况具体分析选择追加的试验内容。补充的安全药理学试验是出于对安全性的关注，在核心组合试验或重复给药毒性试验中未观察泌尿肾脏系统、自主神经系统、胃肠系统等相关功能时，需要进行的研究。

3.2.2.1 追加的安全药理学试验。中枢神经系统：对行为、学习记忆、神经生化、视觉、听觉和/或电生理等指标的检测。

心血管系统：对心输出量、心肌收缩作用、血管阻力等指标的检测。

呼吸系统：对气道阻力、肺动脉压力、血气分析等指标的检测。

3.2.2.2 补充的安全药理学试验。

（1）泌尿系统。观察药物对肾功能的影响，如对尿量、比重、渗透压、pH、电解质平衡、蛋白质、细胞和血生化（如尿素、肌酐、蛋白质）等指标的检测。

（2）自主神经系统。观察药物对自主神经系统的影响，如与自主神经系统有关受体的结合，体内或体外对激动剂或拮抗剂的功能反应，对自主神经的直接刺激作用和对心血管反应、压力反射和心率等指标的检测。

（3）胃肠系统。观察药物对胃肠系统的影响，如胃液分泌量和 pH、胃肠损伤、胆汁分泌、胃排空时间、体内转运时间、体外回肠收缩等指标的测定。

3.2.2.3 其他研究。

在其他相关研究中，尚未研究药物对某些器官系统的作用但怀疑有影响的可能性时，如潜在的药物依赖性，对骨骼肌、免疫和内分泌功能等的影响，则应考虑药物对这方面的作用，并作出相应的评价。

4 结果分析与评价

根据详细的试验记录，选用合适的统计方法，对数据进行定性和定量分析。应结合药效、毒理、药代以及其他研究资料进行综合评价，为临床研究设计提出建议。

注：资料来源于 http://www.cde.org.cn/zdyz.do? method = largePage&id = 187（网站发布日期：2014 – 05 – 13）。

附录5 药物单次给药毒性研究技术指导原则

1 概述

急性毒性（acute toxicity）是指药物在单次或24小时内多次给予后一定时间内所产生的毒性反应。狭义的单次给药毒性研究（single dose toxicity study）是考察单次给予受试物后所产生的急性毒性反应。本指导原则所指为广义的单次给药毒性研究，可采用单次或24小时内多次给药的方式获得药物急性毒性信息。

拟用于人体的药物通常需要进行单次给药毒性试验（见注释1）。单次给药毒性试验对初步阐明药物的毒性作用和了解其毒性靶器官具有重要意义。单次给药毒性试验所获得的信息对重复给药毒性试验的剂量设计和某些药物临床试验起始剂量的选择具有重要参考价值，并能提供一些与人类药物过量所致急性中毒相关的信息。

本指导原则适用于中药、天然药物和化学药物。

2 基本原则

2.1 试验管理

用于支持药品注册的单次给药毒性试验必须执行《药物非临床研究质量管理规范》（GLP）。

2.2 具体问题具体分析

单次给药毒性试验的设计，应该在对受试物认知的基础上，遵循"具体问题具体分析"的原则。

对于化学药，应根据受试物的结构特点、理化性质、同类化合物情况、适应证和用药人群特点、试验目的等选择合适的试验方法，设计适宜的试验方案，并结合其他药理毒理研究信息对试验结果进行全面的评价。

对于中药和天然药物，还应考虑到其与化学药的不同特点，试验时应根据各自不同的情况进行针对性设计。

2.3　随机、对照、重复

单次给药毒性试验应符合动物试验的一般基本原则，即随机、对照和重复。

3　基本内容

3.1　受试物

（1）中药、天然药物。受试物应采用能充分代表临床试验拟用样品和/或上市样品质量和安全性的样品。应采用工艺路线及关键工艺参数确定后的工艺制备，一般应为中试或中试以上规模的样品，否则应有充分的理由。应注明受试物的名称、来源、批号、含量（或规格）、保存条件、有效期及配制方法等，并提供质量检验报告。由于中药的特殊性，建议现用现配，否则应提供数据支持配制后受试物的质量稳定性及均匀性。当给药时间较长时，应考察配制后体积是否存在随放置时间延长而膨胀造成终浓度不准的因素。如果由于给药容量或给药方法限制，可采用原料药进行试验。试验中所用溶媒和/或辅料应标明名称、标准、批号、有效期、规格及生产单位。

（2）化学药物。受试物应采用工艺相对稳定、纯度和杂质含量能反映临床试验拟用样品和/或上市样品质量和安全性的样品。受试物应注明名称、来源、批号、含量（或规格）、保存条件、有效期及配制方法等，并提供质量检验报告。试验中所用溶媒和/或辅料应标明名称、标准、批号、有效期、规格和生产单位等，并符合试验要求。

在药物研发的过程中，若受试物的工艺发生可能影响其安全性的变化，应进行相应的安全性研究。

化学药物试验过程中应进行受试物样品分析，并提供样品分析报告。成分基本清楚的中药、天然药物也应进行受试物样品分析。

3.2　实验动物

3.2.1　种属

不同种属的动物各有其特点，对同一受试物的反应可能会有所不同。从充分暴露受试物毒性的角度考虑，采用不同种属的动物进行试验可获得较为充分的安全性信息。因此，对于化学药，单次给药毒性试验应采用至少两种哺乳动物进行试验，一般应选用一种啮齿类动物和一种非啮齿类动物。若未采用非啮齿类动物进行试验，应阐明其合理性。对于中药、天然药物，根据具体情况，可选择啮齿类和/或非啮齿类动物进行试验（参见附录2）。

实验动物应符合国家对相应等级动物的质量规定要求，并具有实验动物质量合格证明。

3.2.2 性别

通常采用两种性别的动物进行试验，雌雄各半。若采用单性别动物进行试验，应阐明其合理性。

3.2.3 年龄

通常采用健康成年动物进行试验。如果受试物拟用于或可能用于儿童，必要时应采用幼年动物进行试验。

3.2.3 动物数

应根据动物种属和研究目的确定所需的动物数。动物数应符合试验方法及结果分析评价的需要。

3.2.4 体重

试验中的每批动物初始给药时的体重差异不宜过大，啮齿类动物初始给药时体重不应超过或低于平均体重的20%。

3.3 给药途径

给药途径不同，受试物的吸收速度、吸收率和暴露量会有所不同。通常情况下，给药途径应至少包括临床拟用途径。如不采用临床拟用途径，应说明理由。

3.4 试验方法与给药剂量

单次给药毒性试验的重点在于观察动物出现的毒性反应。单次给药毒性试验的试验方法较多，常用的试验方法有近似致死量法、最大给药量法、最大耐受量法、固定剂量法、上下法（序贯法）、累积剂量法（金字塔法）、半数致死量法等。应根据受试物的特点选择合适的方法，根据不同的试验方法选择合适的剂量（见后文注释2）。

原则上，给药剂量应包括从未见毒性反应的剂量到出现严重毒性反应的剂量，或达到最大给药量。

不同动物和给药途径下的最大给药容量可参考相关文献及根据实际情况来确定。

根据所选择的试验方法，必要时应设置空白和/或溶媒（辅料）对照组。

考虑到胃内容物会影响受试物的给药容量，而啮齿类动物禁食时间的长短会影响到受试物的肠道内吸收和药物代谢酶活性，从而影响毒性的暴露。因此，动物经口给药前一般应进行一段时间的禁食，不禁水。

3.5 观察时间与指标

给药后，一般连续观察至少14天，观察的间隔和频率应适当，以便能观察到毒性反应的出现时间及恢复时间、动物死亡时间等。如果毒性反应出现较慢或恢复较慢，应适当延长观察时间。

观察指标包括临床症状（如动物外观、行为、饮食、对刺激的反应、分泌物、排泄物等）、死亡情况（死亡时间、濒死前反应等）、体重变化（给药前、观察期结束时各称重一次，观察期间可多次称重，动物死亡或濒死时应称重）等。记录所有的死亡情况，出现的症状以及症状的起始时间、严重程度、持续时间，体重变化等。

所有的试验动物应进行大体解剖。试验过程中因濒死而安乐死的动物、死亡动物应及时进行大体解剖，其他动物在观察期结束后安乐死并进行大体解剖。当组织器官出现体积、颜色、质地等改变时，应进行组织病理学检查。

在一些情况下，为获得更为全面的急性毒性信息，可设计多个剂量组，观察更多的指标，如血液学指标、血液生化学指标、组织病理学检查等，以更好地确定毒性靶器官或剂量反应关系。

4   结果分析与评价

（1）根据所观察到的各种反应出现的时间、持续时间及严重程度等，分析各种反应在不同剂量时的发生率、严重程度。对观察结果进行归纳分析，判断每种反应的剂量－反应及时间－反应关系。

（2）判断出现的各种反应可能涉及的组织、器官或系统（参考附录1）等。

（3）根据大体解剖中肉眼可见的病变和组织病理学检查的结果，初步判断可能的毒性靶器官。应出具完整的组织病理学检查报告，检查报告应详细描述，尤其是有异常变化的组织。对于有异常变化者，应附有相应的组织病理学照片。

（4）说明所使用的计算方法和统计学方法，必要时提供所选用方法合理性的依据。

（5）根据各种反应在不同剂量下出现的时间、发生率、剂量－反应关系、不同种属动物及实验室的历史背景数据、病理学检查结果以及同类药物的特点，判断所出现的反应与药物的相关性。判断受试物引起的毒性反应性质、严重程度、可恢复性以及安全范围；根据毒性可能涉及的部位，综合大体解剖和组织病理学检查的结果，初步判断毒性靶器官。

单次给药毒性试验的结果可作为后续毒理试验剂量选择的参考，也可提示一些后续毒性试验需要重点观察的指标。

5   名词解释

最大给药量（maximal feasible dose，MFD）：指动物单次或24 h内多次（2～3次）给药所采用的最大给药剂量。

最大耐受量（maximal tolerance dose，MTD）：是指动物能够耐受的而不引起动物死亡的最高剂量。

半数致死量（median lethal dose，LD_{50}）：预期引起50%动物死亡的剂量，该值是经统计学处理所推算出的结果。

6　注释

注释 1：急性毒性的充分信息也可从其他来源获得，需要说明的是，这些信息应是从执行《药物非临床研究质量管理规范》（GLP）的试验中获得。

注释 2：试验方法不同，所采用的给药剂量不同。可参考相关的文献进行试验设计。但应注意，由于中药、天然药物的预期临床用药剂量通常较大，因此，单次给药毒性试验方法中所规定的剂量限度（如上下法中的 2 000 mg/kg 或 5 000 mg/kg 的剂量限度）仅适用于化学药，中药、天然药物的剂量设计应综合考虑多方面因素进行确定。

由于大多数中药、天然药物的急性毒性可能相对较低，中药、天然药物常常采用最大给药量（或最大耐受量法）进行急性毒性研究。

7　附录

7.1　一般观察与指征

附表 5 - 1 列出了一些常见的观察指征及其可能涉及的组织、器官和系统。单次给药毒性试验中，可能需要对该表格中列出的全部或部分指征进行观察。该表格仅作为结果分析评价的参考，其他科学、合理的分析均是可以接受的。

附表 5 - 1　急性中毒观察特征

观察		指征	可能涉及的组织、器官或系统
I. 鼻孔呼吸阻塞，呼吸频率和深度改变，体表颜色改变	A	呼吸困难：呼吸困难或费力，喘息，通常呼吸频率减慢	—
		1. 腹式呼吸：隔膜呼吸，吸气时隔膜向腹部偏移	CNS 呼吸中枢，肋间肌麻痹，胆碱能神经麻痹
		2. 喘息：吸气很困难，伴随有喘息声	CNS 呼吸中枢，肺水肿，呼吸道分泌物蓄积，胆碱能功能增强
	B	呼吸暂停：用力呼吸后出现短暂的呼吸停止	CNS 呼吸中枢，肺心功能不全
	C	发绀：尾部、口和足垫呈现青紫色	肺心功能不全，肺水肿
	D	呼吸急促：呼吸快而浅	呼吸中枢刺激，肺心功能不全
	E	鼻分泌物：红色或无色	肺水肿，出血

续附表 5 – 1

观察		指征	可能涉及的组织、器官或系统
Ⅱ. 运动功能：运动频率和特征的改变	A	自发活动、探究、梳理、运动增加或减少	CNS，躯体运动
	B	嗜睡：动物嗜睡，但可被针刺唤醒而恢复正常活动	CNS，睡眠中枢
	C	正位反射（翻正反射）消失：动物体处于异常体位时所产生的恢复正常体位的反射消失	CNS，感觉，神经肌肉
	D	麻痹：正位反射和疼痛反应消失	CNS，感觉
	E	僵住：保持原姿势不变	CNS，感觉，神经肌肉，自主神经
	F	共济失调：动物行走时无法控制和协调运动，但无痉挛、局部麻痹、轻瘫或僵直	CNS，感觉，自主神经
	G	异常运动：痉挛，足尖步态，踏步，忙碌，低伏	CNS，感觉，神经肌肉
	H	俯卧：不移动，腹部贴地	CNS，感觉，神经肌肉
	I	震颤：包括四肢和全身的颤抖和震颤	神经肌肉，CNS
	J	肌束震颤：包括背部、肩部、后肢和足趾肌肉的运动	神经肌肉，CNS，自主神经
Ⅲ. 惊厥（癫痫发作）：随意肌明显的不自主收缩或痉挛性收缩	A	阵挛性惊厥：肌肉收缩和松弛交替性痉挛	CNS，呼吸衰竭，神经肌肉，自主神经
	B	强直性惊厥：肌肉持续性收缩，后肢僵硬性伸展	CNS，呼吸衰竭，神经肌肉，自主神经
	C	强直性 – 阵挛性惊厥：两种惊厥类型交替出现	CNS，呼吸衰竭，神经肌肉，自主神经
	D	窒息性惊厥：通常是阵挛性惊厥并伴有喘息和发绀	CNS，呼吸衰竭，神经肌肉，自主神经
	E	角弓反张：背部弓起、头向背部抬起的强直性痉挛	CNS，呼吸衰竭，神经肌肉，自主神经

续附表 5 – 1

观察		指征	可能涉及的组织、器官或系统
Ⅳ. 反射	A	角膜性眼睑闭合反射：接触角膜导致眼睑闭合	感觉，神经肌肉
	B	基本条件反射：轻轻敲击耳内表面，引起外耳抽搐	感觉，神经肌肉
	C	正位反射：翻正反射的能力	CNS，感觉，神经肌肉
	D	牵张反射：后肢被牵拉至从某一表面边缘掉下时缩回的能力	感觉，神经肌肉
	E	对光反射：瞳孔反射；见光瞳孔收缩	感觉，神经肌肉，自主神经
	F	惊跳反射：对外部刺激（如触摸、噪声）的反应	感觉，神经肌肉
Ⅴ. 眼检指征	A	流泪：眼泪过多，泪液清澈或有色	自主神经
	B	缩瞳：无论有无光线，瞳孔缩小	自主神经
	C	散瞳：无论有无光线，瞳孔扩大	自主神经
	D	眼球突出：眼眶内眼球异常突出	自主神经
	E	上睑下垂：上睑下垂，针刺后不能恢复正常	自主神经
	F	血泪症：眼泪呈红色	自主神经，出血，感染
	G	瞬膜松弛	自主神经
	H	角膜浑浊，虹膜炎，结膜炎	眼睛刺激
Ⅵ. 心血管指征	A	心动过缓：心率减慢	自主神经，肺心功能不全
	B	心动过速：心率加快	自主神经，肺心功能不全
	C	血管舒张：皮肤、尾、舌、耳、足垫、结膜、阴囊发红，体热	自主神经、CNS、心输出量增加，环境温度高
	D	血管收缩：皮肤苍白，体凉	自主神经、CNS、心输出量降低，环境温度低
	E	心律不齐：心律异常	CNS、自主神经、肺心功能不全，心肌梗死
Ⅶ. 流涎	A	唾液分泌过多：口周毛发潮湿	自主神经
Ⅷ. 竖毛	A	毛囊竖毛组织收缩导致毛发蓬乱	自主神经
Ⅸ. 痛觉缺失	A	对痛觉刺激（如热板）反应性降低	感觉，CNS

续附表 5 - 1

观察		指征	可能涉及的组织、器官或系统
X. 肌张力	A	张力低下：肌张力全身性降低	自主神经
	B	张力过高：肌张力全身性增高	自主神经
XI. 胃肠指征			
①排便（粪）	A	干硬固体，干燥，量少	自主神经，便秘，胃肠动力
	B	体液丢失，水样便	自主神经，腹泻，胃肠动力
②呕吐	—	呕吐或干呕	感觉，CNS，自主神经（大鼠无呕吐）
③多尿	A	红色尿	肾脏损伤
	B	尿失禁	自主感觉神经
XII. 皮肤	A	水肿：液体充盈组织所致肿胀	刺激性，肾功能衰竭，组织损伤，长时间静止不动
	B	红斑：皮肤发红	刺激性，炎症，过敏

7.2　不同情况的中药、天然药物单次给药毒性试验的要求

由于中药、天然药物的特殊性，在具体进行试验时可参照以下要求进行；如不按以下要求进行，应充分说明理由。

（1）未在国内上市销售的从中药、动物、矿物等物质中提取的有效成分及其制剂，新发现的药材及其制剂，新的中药材代用品、药材新的药用部位及其制剂，未在国内上市销售的从中药、动物、矿物等物质中提取的有效部位制成的制剂，未在国内上市销售的中药、天然药物注射剂。

以上情况，由于其物质基础较传统中药发生了明显改变，或应用经验较少，一般采用啮齿类和非啮齿类两种动物，全面考察受试物的急性毒性反应情况。如不按以上要求进行，应说明理由。

（2）未在国内上市销售的非注射给药的中药、天然药物复方制剂。

如该复方制剂处方组成符合中医药理论，有一定的临床应用经验，一般情况下，可采用一种动物、按临床拟用途径进行急性毒性反应的观察。

如该复方制剂为天然药物复方制剂，建议采用啮齿类和非啮齿类两种动物，按临床拟用途径进行急性毒性反应的观察；如不按以上要求进行，应阐明其合理性。

如以上制剂处方中含有天然药物、有效成分或化学药品，则应当对上述药用物质进行急性毒性的相互作用研究。

（3）改变国内已上市销售中药、天然药物给药途径（不包括由非注射剂改为注

射剂）的制剂。

可仅采用一种动物，比较改变前后两种不同给药途径的急性毒性反应。

（4）改变国内已上市销售药品剂型或改变生产工艺但不改变给药途径的中药、天然药物复方制剂。

如生产工艺的改变会引起物质基础的明显改变，或对药物的吸收、利用可能产生明显影响，建议采用一种动物，按临床拟用途径比较改变前后的急性毒性反应。

（5）增加新的适应证或者功能主治的品种。

如需延长用药周期或增加剂量者，应结合原有毒理学资料及处方组成等情况确定是否还需要进行单次给药毒性试验以及相应的试验内容。

注：资料来源于 http://www.cde.org.cn/zdyz.do? method=largePage&id=189 （网站发布日期：2014-05-13）。

附录6 \\ 药物非临床药代动力学研究技术指导原则

1 概述

非临床药代动力学研究是通过体外和动物体内的研究方法，揭示药物在体内的动态变化规律，获得药物的基本药代动力学参数，阐明药物的吸收、分布、代谢和排泄（absorption，distribution，metabolism，excretion，ADME）的过程和特征。

非临床药代动力学研究在新药研究开发的评价过程中起着重要作用。在药物制剂学研究中，非临床药代动力学研究结果是评价药物制剂特性和质量的重要依据。在药效学和毒理学评价中，药代动力学特征可进一步深入阐明药物作用机制，同时也是药效和毒理研究动物选择的依据之一；药物或活性代谢产物浓度数据及其相关药代动力学参数是产生、决定或阐明药效或毒性大小的基础，可提供药物对靶器官效应（药效或毒性）的依据。在临床试验中，非临床药代动力学研究结果能为设计和优化临床试验给药方案提供有关参考信息。

本指导原则是供中药、天然药物和化学药物新药的非临床药代动力学研究的参考。研究者可根据不同药物的特点，参考本指导原则，科学合理地进行试验设计，并对试验结果进行综合评价。

本指导原则的主要内容包括进行药物非临床药代动力学研究的基本原则、试验设计的总体要求、生物样品的测定方法、研究项目（血药浓度 – 时间曲线、吸收、分布、排泄、血浆蛋白结合、生物转化、对药物代谢酶活性及转运体的影响）、数据处理与分析、结果与评价等，并对研究中其他一些需要关注的问题进行了分析。附录中描述了生物样品分析和放射性同位素标记技术的相关方法和要求，供研究者参考。

2 基本原则

进行非临床药代动力学研究，要遵循以下基本原则：
（1）试验目的明确。
（2）试验设计合理。
（3）分析方法可靠。
（4）所得参数全面，满足评价要求。

（5）对试验结果进行综合分析与评价。

（6）具体问题具体分析。

3 试验设计

3.1 总体要求

3.1.1 受试物

中药、天然药物：受试物应采用能充分代表临床试验拟用样品和/或上市样品质量和安全性的样品。应采用工艺路线及关键工艺参数确定后的工艺制备，一般应为中试或中试以上规模的样品，否则应有充分的理由。应注明受试物的名称、来源、批号、含量（或规格）、保存条件、有效期及配制方法等，并提供质量检验报告。由于中药的特殊性，建议现用现配，否则应提供数据支持配制后受试物的质量稳定性及均匀性。当给药时间较长时，应考察配制后体积是否存在随放置时间延长而膨胀造成终浓度不准的因素。如果由于给药容量或给药方法限制，可采用原料药进行试验。试验中所用溶媒和/或辅料应标明名称、标准、批号、有效期、规格及生产单位。

化学药物：受试物应采用工艺相对稳定、纯度和杂质含量能反映临床试验拟用样品和/或上市样品质量和安全性的样品。受试物应注明名称、来源、批号、含量（或规格）、保存条件、有效期及配制方法等，并提供质量检验报告。试验中所用溶媒和/或辅料应标明名称、标准、批号、有效期、规格和生产单位等，并符合试验要求。

在药物研发的过程中，若受试物的工艺发生可能影响其安全性的变化，应进行相应的安全性研究。

化学药物试验过程中应进行受试物样品分析，并提供样品分析报告。成分基本清楚的中药、天然药物也应进行受试物样品分析。

3.1.2 试验动物

一般采用成年和健康的动物。常用动物有小鼠、大鼠、兔、豚鼠、犬、小型猪和猴等。动物选择的一般原则如下。

3.1.2.1 首选动物。在考虑与人体药代动力学性质相关性的前提下，尽可能选择与毒理学和药效学研究相同的动物。

3.1.2.2 尽量在动物清醒状态下进行试验，最好从同一动物多次采样获取药代动力学参数。

3.1.2.3 创新性药物应选用两种或两种以上的动物，其中一种为啮齿类动物；另一种为非啮齿类动物（如犬、小型猪或猴等）。其他药物，可选用一种动物，建议首选非啮齿类动物。

在动物选择上，建议采用体外模型比较动物与人代谢的种属差异性，包括代谢反应类型的差异和代谢产物种类及量的差异。通过比较，选取与人代谢性质相近的动物进行非临床药代评价。同时尽可能明确药物代谢的研究对象（如：原形药物、原形药物与代谢产物或几个代谢产物同时作为药代动力学研究观察的对象）。

3.1.2.4 经口给药不宜选用兔等食草类动物。

3.1.3 剂量选择

动物体内药代动力学研究应设置至少 3 个剂量组，低剂量与动物最低有效剂量基本一致，中、高剂量按一定比例增加。不同物种之间可根据体表面积或药物暴露量进行剂量换算。主要考察在所设剂量范围内，药物的体内动力学过程是属于线性还是非线性，以利于解释药效学和毒理学研究中的发现，并为新药的进一步开发和研究提供信息。

3.1.4 给药途径

所用的给药途径和方式，应尽可能与临床用药一致，也要兼顾药效学研究和毒理研究的给药途径。

3.2 生物样品的分析方法

生物样品中药物及代谢产物的分析方法包括色谱法、放射性同位素标记法和微生物学方法等。应根据受试物的性质，选择特异性好、灵敏度高的测定方法。色谱法包括高效液相色谱法（HPLC）、气相色谱法（GC）和色谱 - 质谱联用法（如 LC-MS，LC-MS/MS，GC-MS，GC-MS/MS 方法）。在需要同时测定生物样品中多种化合物的情况下，LC-MS/MS 和 GC-MS/MS 联用法在特异性、灵敏度和分析速度方面有更多的优势。

对于前体药物或有活性（药效学或毒理学活性）代谢产物的药物，以及主要通过代谢从体内消除的药物，建立生物样品分析方法时应考虑测定原形药和主要代谢产物，考察物质平衡（mass balance），阐明药物在体内的转归。在这方面，放射性同位素标记法和色谱 - 质谱联用法具有明显优点。

应用放射性同位素标记法测定生物样品可配合色谱法，以保证良好的检测特异性。如某些药物难以用上述的检测方法，可选用其他方法，但要保证其可靠性。

方法学验证（validation）是生物样品分析的基础。所有药代动力学研究结果，都依赖于生物样品分析，只有可靠的方法才能得出可靠的结果。应通过准确度、精密度、特异性、灵敏度、重现性、稳定性等研究，对建立的方法进行验证。制备随行标准曲线并对质控样品进行测定，以确保生物样品分析数据的可靠性。

本指导原则提供了生物样品分析方法的基本要求（见附录 1），研究时可根据药物特点及分析方法的具体类型进行选择。

3.3 研究项目

3.3.1 血药浓度 - 时间曲线

（1）受试动物数。以血药浓度 - 时间曲线的每个采样点一般不少于 5 个数据为限计算所需动物数。建议受试动物采用雌雄各半。对于单一性别用药，可选择与临床用药一致的性别。

（2）采样点。采样点的确定对药代动力学研究结果有重大影响，若采样点过少或选择不当，得到的血药浓度－时间曲线可能与药物在体内的真实情况产生较大差异。给药前需要采血作为空白样品。为获得给药后一个完整的血药浓度－时间曲线，采样时间点的设计应兼顾药物的吸收相、平衡相（峰浓度附近）和消除相。对于吸收快的血管外给药药物，应尽量避免第一个点是峰浓度（C_{max}）；在 C_{max} 附近需要 3 个时间点，尽可能保证 C_{max} 的真实性。整个采样时间应持续到 3～5 个半衰期，或持续到血药浓度为 C_{max} 的 1/20～1/10。为保证最佳采样点，建议在正式试验前进行预试验，然后根据预试验的结果，审核并修正原设计的采样点。同时应注意采血途径和整个试验周期的采血总量不影响动物的正常生理功能和血流动力学，一般不超过动物总血量的 15%～20%。例如，每只大鼠 24 h 内采血总量不宜超过 2 mL。在采血方式上，同时也要兼顾动物福利（animal welfare）。

（3）口服给药。一般在给药前应禁食 12 h 以上，以排除食物对药物吸收的影响。另外在试验中应注意根据具体情况统一给药后禁食时间，以避免由此带来的数据波动及食物的影响。

（4）多次（重复）给药。对于临床需长期给药或有蓄积倾向的药物，应考虑进行多次（重复）给药的药代动力学研究。进行多次给药试验时，一般可选用一个剂量（有效剂量）。根据单次给药药代动力学试验结果求得的消除半衰期，并参考药效学数据，确定药物剂量、给药间隔和连续给药的天（次）数。

（5）血药浓度测定。按照已验证的分析方法，对采集的生物样品进行处理及分析测定，获得各个受试动物的各采样点的血药浓度数据。

生物样品的处理应与分析方法验证中的处理方法一致。

（6）药代动力学参数。根据试验中测得的各受试动物的血药浓度－时间数据，求得受试物的主要药代动力学参数。静脉注射给药，应提供消除半衰期（$t_{1/2}$）、表观分布容积（V_d）、血药浓度－时间曲线下面积（AUC）、清除率（C_L）等参数值；血管外给药，除提供上述参数外，还应提供峰浓度（C_{max}）和达峰时间（T_{max}）等参数，以反映药物吸收、消除的规律。另外，应提供统计矩参数，如平均滞留时间（MRT）、AUC_{0-t} 和 $AUC_{0-\infty}$ 等，对于描述药物药代动力学特征也是有意义的。

（7）应提供的数据。

1）单次给药。包括：各个受试动物的血药浓度－时间数据及曲线和各组平均值、标准差及曲线；各个受试动物的主要药代动力学参数及各组平均值、标准差；对受试物单次给药非临床药代动力学的规律和特点进行讨论和评价。

2）多次（重复）给药。包括：各个受试动物首次给药后的血药浓度－时间数据及曲线和主要药代动力学参数及各组平均值、标准差和曲线；各个受试动物的 3 次稳态谷浓度数据及各组平均值、标准差；各个受试动物血药浓度达稳态后末次给药的血药浓度－时间数据和曲线和主要药代动力学参数，及各组平均值、标准差和曲线；比较首次与末次给药的血药浓度－时间曲线和有关参数；对受试物多次给药非临床药代动力学的规律和特点进行讨论和评价。

3.3.2 吸收

对于经口给药的新药，进行整体动物试验时应尽可能同时进行血管内给药的试验，提供绝对生物利用度。如有必要，可进行体外细胞试验、在体或离体肠道吸收试验等以阐述药物的吸收特性。

对于其他血管外给药的药物及某些改变剂型的药物，应根据立题目的，提供绝对生物利用度或相对生物利用度。建议采用非啮齿类动物（如犬或猴等）自身交叉试验设计，用同一受试动物比较生物利用度。

3.3.3 分布

一般选用大鼠或小鼠进行组织分布试验，但必要时也可在非啮齿类动物（如犬）中进行。通常选择一个剂量（一般以有效剂量为宜）给药后，至少测定药物及主要代谢产物在心、肝、脾、肺、肾、胃肠道、生殖腺、脑、体脂、骨骼肌等组织的浓度，以了解药物在体内的主要分布组织和器官。特别注意药物浓度高、蓄积时间长的组织和器官，以及在药效靶组织或毒性靶组织的分布（如对造血系统有影响的药物，应考察在骨髓的分布），必要时建立和说明血药浓度与靶组织药物浓度的关系。参考血药浓度－时间曲线的变化趋势，选择至少3个时间点分别代表吸收相、平衡相和消除相的药物分布。若某组织的药物或代谢产物浓度较高，应增加观测点，进一步研究该组织中药物消除的情况。每个时间点，一般应有6个动物（雌雄各半）的数据。

以下情况可考虑进行多次给药后特定组织的药物浓度研究：

（1）药物/代谢产物在组织中的半衰期明显超过其血浆消除半衰期，并超过毒性研究给药间隔的2倍。

（2）在短期毒性研究、单次给药的组织分布研究或其他药理学研究中观察到未预料的，而且对安全性评价有重要意义的组织病理学改变。

（3）定位靶向释放的药物。进行组织分布试验，必须注意取样的代表性和一致性。

3.3.4 排泄

建议同时提供啮齿类和非啮齿类动物的排泄数据，啮齿类（大鼠、小鼠等）每种性别3只动物，非啮齿类（如犬）每种性别2～3只动物。根据药物特性，也可选择单一性别动物，但需说明。

（1）尿和粪的药物排泄。将动物放入代谢笼内，选定一个有效剂量给药后，按一定的时间间隔分段收集尿或粪的全部样品，直至收集到的样品中药物和主要代谢产物低于定量下限或小于给药量的1%。粪样品收集后按一定比例制成匀浆，记录总重量或体积，取部分尿或粪样品进行药物和主要代谢产物浓度测定或代谢产物谱（metabolite profile）分析，计算药物和主要代谢产物经此途径排泄的速率及排泄量。每个时间段至少有5只动物的试验数据。

（2）胆汁排泄。一般在动物麻醉下做胆管插管引流，待动物清醒且手术完全恢复后给药，并以合适的时间间隔分段收集胆汁，进行药物和主要代谢产物测定。

（3）记录药物及主要代谢产物自粪、尿、胆汁排出的速度及总排出量（占总给药量的百分比），提供物质平衡的数据。

3.3.5　与血浆蛋白的结合

一般情况下，只有游离型药物才能通过脂膜向组织扩散，被肾小管滤过或被肝脏代谢，因此药物与蛋白的结合会明显影响药物分布与消除的动力学过程，并降低药物在靶部位的浓度。建议根据药理毒理研究所采用的动物种属，进行动物与人血浆蛋白结合率比较试验，以预测和解释动物与人在药效和毒性反应方面的相关性。

研究药物与血浆蛋白结合可采用多种方法，如平衡透析法、超过滤法、分配平衡法、凝胶过滤法、色谱法等。根据药物的理化性质及试验室条件，可选择使用一种方法进行至少 3 个浓度（包括有效浓度）的血浆蛋白结合试验，每个浓度至少重复试验 3 次，以了解药物与血浆蛋白结合率以及可能存在的浓度依赖性和血浆蛋白结合率的种属差异。

对血浆蛋白结合率高，且安全范围窄的药物，建议开展体外药物竞争结合试验，即选择临床上有可能合并使用的高蛋白结合率药物，考察对所研究药物蛋白结合率的影响。

3.3.6　生物转化

对于创新性的药物，还需了解其在体内的生物转化情况，包括转化类型、主要转化途径及可能涉及的代谢酶表型。对于新的前体药物，除对其代谢途径和主要活性代谢产物结构进行研究外，还应对原形药和活性代谢产物进行系统的药代动力学研究。而对主要在体内以代谢消除为主的药物（原形药排泄 <50%），生物转化研究则可分阶段进行：临床前可先采用色谱方法或放射性同位素标记方法分析和分离可能存在的代谢产物，并用色谱 – 质谱联用等方法初步推测其结构。如果临床研究提示其有效性和安全性方面有开发前景，则需进一步研究并阐明主要代谢产物的代谢途径、结构及酶催化机制。但当多种迹象提示可能存在有较强活性或毒性的代谢产物时，应尽早开展活性或毒性代谢产物的研究，以确定开展代谢产物动力学试验的必要性。

体内药物生物转化可考虑与血药浓度 – 时间曲线和排泄试验同时进行，应用这些试验采集的样品进行代谢产物的鉴定及浓度测定。

应尽早考察药效和毒性试验所用的实验动物与人体代谢的差异。这种差异有两种情况，其一是量的差异，动物与人的代谢产物是一致的，但各代谢产物的量不同或所占的比例不同；其二是质的差异，即动物与人的代谢产物是不一致的，这时应考虑这种代谢的种属差异是否会影响到其药效和毒性，并以此作为药效和毒性试验动物选择的依据。建议在早期非临床药代动力学研究时，进行药物体外（如动物和人肝组织匀浆、原代肝细胞、肝 S9、肝微粒体等）代谢试验，以预测动物与人体体内代谢有无差异。

3.3.7　药物代谢酶及转运体研究

药物的有效性及毒性与血药浓度或靶器官浓度密切相关。一定剂量下的血药浓度或靶器官浓度取决于该药物的吸收、分布、代谢及排泄过程（ADME），而代谢酶和转运体是影响药物体内过程的两大生物体系，是药物 ADME 的核心机制之一。因此，创新性药物的研究开发应该重点关注药物吸收和主要消除途径的确定、代谢酶和转运体对药物处置相对贡献的描述、基于代谢酶或转运体的药物-药物相互作用的评估等。

体外试验体系是评价药物代谢酶和转运体作用机制的有力手段，应结合体内试验，综合评价药物的处置过程。非临床 ADME 研究应主要采用人源化材料（如人肝微粒体、肝 S9、原代肝细胞及 P450 重组酶等），鉴定药物是否是代谢酶的底物或抑制剂。P450 同工酶之外的药物代谢酶，如葡萄糖醛酸结合酶、硫酸转移酶等，也应该在适当的情况下进行评估。

对细胞色素 P450 同工酶（CYP1A2、CYP2B6、CYP2C8、CYP2C9、CYP2C19、CYP2D6、CYP3A4 等）抑制的考察可以通过使用类药性探针底物（drug-like probe substrate）完成。抑制试验应该在酶动力学线性范围进行，即探针底物药物的浓度 K_m（米氏常数），抑制强弱通过 IC_{50} 或 K_i 判断。P450 同工酶抑制试验的思路与方法适用于其他药物代谢酶和转运体的研究评价。药物对 P450 酶的诱导应该重点对人 CYP3A4 以及 CYP1A2、CYP2B6 进行评估。体外诱导试验可运用人肝细胞多次给药后相关 mRNA 表达和/或酶活性的变化进行评价。

具有重要临床意义的外排和摄入转运体主要包括 P-gp、BCRP、OATP1B1、OATP1B3、OAT1、OAT3 和 OCT2 等，建议针对这些转运体进行研究。除此之外的其他转运体研究，在必要时也可予以考虑。

创新药物非临床 ADME 研究还应该考虑到代谢酶与转运体之间的相互影响及潜在的相互作用、人特异性代谢产物的评估等。

3.3.8 物质平衡

在临床前和临床早期阶段，特别是毒性剂量和有效治疗剂量范围确定的情况下运用放射性标记化合物，可通过收集动物和人体粪、尿以及胆汁以研究药物的物质平衡。这些研究能够获得化合物的排泄途径和排泄速率等信息，而且有助于代谢产物的性质鉴定，并通过有限的数据比较它们的体内吸收和分布特点。通过体外和动物样品中分离出的代谢产物有时可作为参比品用于临床和非临床的定量研究。同时，组织分布研究和动物胆管插管收集的胆汁能够提供药物的组织分布数据和明确胆汁清除特点。一般应采用放射性同位素标记技术研究物质平衡。有关试验方法的介绍及相关考虑见附录。

考虑到每一个化合物及其代谢产物具有各自的理化特性，在开展不同化合物的同位素标记研究时对试验方法做慎重的调整/修改是很有必要的。

4 数据处理与分析

应有效整合各项试验数据，选择科学合理的数据处理及统计方法。如用计算机处理数据，应注明所用程序的名称、版本和来源，并对其可靠性进行确认。

5 试验结果与评价

对所获取的数据应进行科学和全面的分析与评价,综合论述药物在动物体内的药代动力学特点,包括药物吸收、分布和消除的特点;经尿、粪和胆汁的排泄情况;与血浆蛋白结合的情况;药物在体内蓄积的程度及主要蓄积的器官或组织;如为创新性的药物,还应阐明其在体内的生物转化、消除过程及物质平衡情况。

在评价的过程中注意进行综合评价,分析药代动力学特点与药物的制剂选择、有效性和安全性的关系,从体外试验和动物体内试验的结果,推测临床药代动力学可能出现的情况,为药物的整体评价和临床研究提供更多有价值的信息。

6 其他内容

6.1 生物样品分析方法的基本要求

6.1.1 基本概念

生物样品分析方法的基本参数包括:①准确度;②精密度;③特异性;④灵敏度;⑤重现性;⑥稳定性。现将相关的概念介绍如下。

准确度:在确定的分析条件下,测得值与真实值的接近程度。

精密度:在确定的分析条件下,相同基质中相同浓度样品的一系列测量值的分散程度。

特异性:分析方法测量和区分共存组分中分析物的能力。这些共存组分可能包括代谢产物、杂质、分解产物、基质组分等。

灵敏度:生物样品分析方法的灵敏度主要通过测定定量下限样品的准确度和精密度来表征。

重现性:不同试验室间测定结果的分散程度,以及相同条件下分析方法在间隔一段短时间后测定结果的分散程度。

稳定性:一种分析物在确定条件下,一定时间内在给定基质中的化学稳定性。

标准曲线:试验响应值与分析物浓度间的关系。应采用适当的加权和统计检验,用简单的数学模型来最适当地描述。标准曲线应是连续的和可重现的,应以回归计算结果的百分偏差最小为基础。

提取回收率:分析过程的提取效率,以样品提取和处理过程前后分析物含量百分比表示。

定量范围:包括定量上限($ULOQ$)和定量下限($LLOQ$)的浓度范围,在此范围内采用浓度 - 响应关系能进行可靠的、可重复的定量,其准确度和精密度可以接受。

生物基质:一种生物来源物质,能够以可重复的方式采集和处理。例如全血、血浆、血清、尿、粪、各种组织。

基质效应：由于样品中存在干扰物质，对响应造成的直接或间接的影响。

分析批：包括待测样品、适当数目的标准样品和质控样品的完整系列。一天内可以完成几个分析批，一个分析批也可以持续几天完成。

标准样品：在生物基质中加入已知量分析物配制的样品，用于建立标准曲线，计算质控品和未知样品中分析物浓度。

质控样品：即 QC 样品，系指在生物基质中加入已知量分析物配制的样品，用于监测生物分析方法的重复性和评价每一分析批中未知样品分析结果的完整性和正确性。

6.1.2　生物样品分析方法的建立和验证

由于生物样品取样量少、药物浓度低、内源性物质（如无机盐、脂质、蛋白质、代谢产物）及个体差异等多种因素影响生物样品测定，因此必须根据待测物的结构、生物基质和预期的浓度范围，建立适宜的生物样品分析方法，并对方法进行验证。

分析方法验证分为全面验证和部分验证两种情况。对于首次建立的生物样品分析方法、新的药物或新增代谢产物定量分析，应进行全面方法验证。在其他情况下可以考虑进行部分方法验证，如生物样品分析方法在试验室间的转移、定量浓度范围改变、生物基质改变、稀少生物基质（动物组织样品）、证实复方给药后分析方法的特异性等。

应考察方法的每一步骤，确定从样品采集到分析测试的全过程中，环境、基质、材料或操作上的可能改变对测定结果的影响。

（1）特异性。必须证明所测定的物质是预期的分析物，内源性物质和其他代谢产物不得干扰样品的测定。对于色谱法，至少要考察 6 个不同个体的空白生物样品色谱图、空白生物样品外加对照物质色谱图（注明浓度）及用药后的生物样品（注明样品来源基质、用药后的时间）色谱图。对于以软电离质谱为基础的检测方法（LC-MS、LC-MS/MS 等），应注意考察分析过程中的基质效应，如离子抑制等。

（2）标准曲线与定量范围。根据所测定物质的浓度与响应的相关性，用回归分析方法（如用加权最小二乘法）获得标准曲线。标准曲线高低浓度范围为定量范围，在定量范围内浓度测定结果应达到试验要求的精密度和准确度。

用至少 5 个浓度建立标准曲线，应使用与待测样品相同的生物基质，定量范围要能覆盖全部待测浓度，不允许将定量范围外推求算未知样品的浓度。建立标准曲线时应随行空白生物样品，但计算时不包括该点。

（3）精密度与准确度。

要求选择 3 个浓度的质控样品同时进行方法的精密度和准确度考察。低浓度选择在定量下限附近，其浓度在定量下限的 3 倍或 3 倍以内；高浓度接近于标准曲线的上限；中间选一个浓度。每一浓度每批至少测定 5 个样品，为获得批间精密度，应至少 3 个分析批合格。

精密度用质控样品的批内和批间相对标准差（*RSD*）表示，相对标准差一般应小于 15%，在定量下限附近相对标准差应小于 20%。

准确度一般应在 85%～115% 范围内，在定量下限附近应在 80%～120% 范围内。

（4）定量下限。定量下限是标准曲线上的最低浓度点，要求至少能满足测定 3～5 个半衰期时样品中的药物浓度，或 C_{max} 的 1/10～1/20 时的药物浓度，其准确度应在真实浓度的 80%～120% 范围内，RSD 应小于 20%。应由至少 5 个标准样品测试结果证明。

（5）样品稳定性。根据具体情况，对含药生物样品在室温、冰冻或冻融条件下以及不同存放时间进行稳定性考察，以确定生物样品的存放条件和时间。还应注意储备液的稳定性以及样品处理后的溶液中分析物的稳定性。

（6）提取回收率。应考察高、中、低 3 个浓度的提取回收率，其结果应精密和可重现。

（7）稀释可靠性。样品稀释不应影响准确度和精密度。应该通过向基质中加入分析物至高于标准曲线上限浓度，并用空白基质稀释该样品（每个稀释因子至少 5 个测定值），来证明稀释的可靠性。准确度和精密度应在 ±15% 之内。稀释的可靠性应该覆盖试验样品所用的稀释倍数。

（8）残留。方法开发期间应使残留最小化。方法验证期间应通过检测标准曲线定量上限浓度后测定空白样品来确定其残留，通常残留应不大于定量下限的 20%。生物样品分析期间也应进行残留检测，如在测定高浓度样品后和分析下一个样品之前测定空白样品。

（9）微生物学分析。上述分析方法验证的很多参数和原则也适用于微生物学分析，但在方法验证中应考虑到它们的一些特殊之处。结果的准确度是关键的因素，如果重复测定能够改善准确度，则应在方法验证和未知样品测定中采用同样的步骤。

（10）组织分布样品。组织分布样品由于每种组织样本数目少，所以其分析方法只需验证选择性、日内精密度和准确度等。通常选择一两种代表性组织（如肝、肺、肾、大肠等）进行分析方法验证。

6.1.3　生物样品分析方法的应用

应在生物样品分析方法验证完成之后开始测试未知样品。推荐由独立的人员配制不同浓度的标准样品对分析方法进行考核。

每个未知样品一般测定一次，必要时可进行复测。在药代动力学比较试验中，来自同一个体的生物样品最好在同一分析批中测定。

每个分析批应建立标准曲线，随行测定高、中、低 3 个浓度的质控样品，每个浓度至少双样本，并应均匀分布在未知样品测试顺序中。当一个分析批中未知样品数目较多时，应增加各浓度质控样品数，使质控样品数大于未知样品总数的 5%。质控样品测定结果的偏差一般应小于 15%，最多允许 1/3 质控样品的结果超限，但不能在同一浓度中出现。若质控样品测定结果不符合上述要求，则该分析批样品测试结果作废。

同一天内进行不同组织样品测试时，用代表性组织作为基质建立标准曲线，但质控样品应采用目标空白组织制备。根据当日标准曲线计算质控样品的浓度，若相对偏差在15%之内，则可共用一条标准曲线，否则采用与待测组织样品相同的空白组织建立标准曲线。

浓度高于定量上限的样品，应采用相应的空白基质稀释后重新测定。对于浓度低于定量下限的样品，在进行药代动力学分析时，在达到 C_{max} 以前取样的样品应以零值计算，在达到 C_{max} 以后取样的样品应以无法定量（not detectable，ND）计算，以减小零值对 AUC 计算的影响。

6.1.4 分析数据的记录与保存

分析方法的有效性应通过试验证明。在分析报告中，应提供成功完成这些试验工作的相关资料。建立一般性和特殊性标准操作规程，保存完整的试验记录是分析方法有效性的基本要素。生物分析方法建立中产生的数据和 QC 样品测试结果应全部记录并妥善保存，必要时接受检查。

6.1.5 需提交的数据与材料

提供给药品注册管理部门的材料应当包括：①综合信息；②方法建立的数据；③在日常样品分析中的基本资料；④其他相关信息。

（1）综合信息。项目编号、分析方法编号、分析方法类型、分析方法验证简化的理由，以及相应的项目计划编号、标题等。

（2）方法建立的数据。分析方法的详细描述；该方法所用对照品（被测药物、代谢产物、内标物）的纯度和来源；稳定性试验描述及相关数据；描述测定选择性、准确度、精密度、回收率、定量限、标准曲线的试验并给出获得的主要数据；列出批内、批间精密度和准确度的详细结果。根据具体情况提供代表性的色谱图或质谱图并加以说明。此外，还需对所建立的方法学在实际分析过程中的优缺点进行评价。

（3）在日常样品分析中的基本资料。所用样品（受试物、代谢产物、内标物）的纯度和来源。样品处理和保存的情况，样品编号、采集日期、运输前的保存、运输情况、分析前的保存。信息应包括日期、时间、样品所处条件，以及任何偏离试验计划的情况。样品分析批的综合信息，包括分析批编号、分析日期、分析方法、分析人员、开始和结束时间、主要设备和材料的变化，以及任何可能偏离分析方法建立时的情况。

用于计算结果的回归方程，分析样品时的标准曲线列表，各分析批质控样品测定结果综合列表并计算批内和批间精密度、准确度，各分析批包括的未知样品，浓度计算结果。

在现场考核中，应能提供全部受试物样品测试的色谱图或其他原始数据，包括相应分析批的标准曲线和质控样品的色谱图或其他原始数据。

注明缺失样品的原因，重复测试的结果。应对舍弃任何分析数据和选择所报告的数据说明理由。

（4）其他相关信息。缩略语列表、参考文献列表、标准操作规程列表。

6.2 应用放射性同位素标记技术进行药物非临床药代动力学研究

在新药研发过程中，了解候选药物在人体和用于毒理和药效研究的动物体内的变化情况至关重要。因此，在新药研发不同阶段必须进行各种体内、体外药代试验以阐明候选药物的吸收、分布、代谢和排泄（ADME）等性质。尤其是对于仅在人体存在的代谢产物，或在稳态时体内暴露水平高于所有与药物相关物质总暴露量的 10% 并远高于任何毒理试验动物种属中的水平的代谢产物，会有药物安全性隐患，须进行代谢产物安全性研究。尽管液质联用技术已大量应用于这些试验，但放射性同位素标记技术仍被广泛使用。低能量放射性同位素（如 ^{14}C、^3H）标记化合物应用于药代动力学研究，由于其生物界背景值很低因而检测容易且灵敏、半衰期较长而不需根据放射性半衰期校正试验结果、可定量分析候选药物产生的代谢产物而不需知道它们的结构、产生的非离子化 β-射线能量极低而不需特殊防护，因此被证明为一种安全有效的特殊技术，其结果简单、明了、可靠，目前在多数情况下尚无别的取代方法。

6.2.1 放射性同位素标记药代动力学研究的应用范围

低能量放射性同位素标记技术可用于多方面的 ADME 试验中，例如：①进行原形药和代谢产物总体和分别的药动学研究，确定总体的系统暴露和生物利用度等；②考察物质平衡及排除途径；③确定血液和排泄物中的代谢产物谱，结合色谱与质谱技术可利于代谢产物鉴定；④确定体内清除机制；⑤进行肝细胞、肝微粒体等体外药代动力学试验可获得全面的人和动物（如小鼠、大鼠、兔、犬、猴等）体外代谢产物谱、显示种属差异、帮助毒理研究动物种属的选择；⑥鉴于同一种放射性同位素在不同结构的化合物（如药物或代谢产物）上产生相同的放射能量，放射性代谢产物可用于同种动物稳态时、其他动物种属及人体中产生的代谢产物的定性定量分析，有助于人体代谢酶的鉴定，早期发现人体高比例代谢产物，并为药物相互作用研究的试验设计提供依据；⑦获得组织分布数据。大鼠给药后不同时间点的整体放射自显影结果还可为临床放射性剂量的计算提供数据。

2.2.2 放射性同位素标记方法的选择

小分子化学药物 ADME 研究中常用的低能量放射性同位素为碳-14（^{14}C）和氚（^3H）。^{14}C 标记最为常用，其生物界背景低，生物学几乎无同位素效应而影响代谢，极少发生同位素交换，灵敏度较 ^3H 高而容易定量。标记碳-14 化合物时应选择代谢稳定的位点。体内试验除非 ^{14}C 标记非常困难或根本无法标记、给药剂量极低需很高的比活性时才选用 ^3H 标记。^3H 标记相对简单并比 ^{14}C 标记化合物比活性高，尤其适合小剂量给药化合物或早期生物转化研究。在用氚标记化合物时也应选择代谢稳定的位点作为标记位点，不推荐非定位的氚水交换标记方式。

^{14}C 和 ^3H 标记化合物的放化纯度与化学纯度一般均应≥95%，并不含有 >1% 的单一杂质。

2.2.3 放射性同位素标记药物的药代动力学试验

放射性化合物药代动力学试验与非标记药物药代动力学试验相似，如剂量、给药途径、受试动物等。剂量除按常规剂量水平（mg·kg^{-1}）表示外，还需提供放射性剂量（μCi·kg^{-1}）。给药制剂的配制和给药途径一般也应与非标记药代动力学试验相似，特殊情况需说明。为减少实验误差，常采用称重法确定实际给药量。样品收集常包括全血、血浆、尿液、胆汁、粪便、笼具清洗液及组织等样本。血液样本的收集时间点可根据药物的药代动力学参数决定，排泄物一般采样 7～10 d（对于长半衰期的药物，应适当延长采样时间），或采样至排出的放射性量超过给药量的 90% 或连续 2 d 的排出放射性量小于放射性给药剂量的 1%。在进行小动物（如小鼠、大鼠等）物质平衡试验时，若总放射性回收率 <90%，则应测定尸体残留总放射量，必要时应解剖动物，观察药物的主要储留部位和组织。为防止原形药及代谢产物降解，尿液和胆汁收集过程中容器应置放于干冰内。样品处理（如液体样品离心去固体杂质、血浆、粪便及组织提取等）和分析（如应用 HPLC 和在线或离线放射性检测仪联用获得放射性代谢产物谱）应密切关注放射性的回收率，一般总回收率应≥85%。应根据放射性代谢产物谱研究获得的各代谢产物的血浆暴露量百分比和在排泄物中占给药百分率选择需要鉴定的代谢产物，并使用 HPLC 在线或离线放射性检测仪帮助鉴定工作中对代谢产物的监测。

放射性 ADME 试验报告除包括常规药代动力学研究内容外，还应提供放射性同位素标记药物的标记位置、放化纯度、化学纯度、比活度等以及在给药制剂中的放化稳定性数据。实验结果应提供放射性回收率，代谢产物鉴定需提供质谱和在线或离线放射性检测仪关联数据。

6.3 几个需要关注的问题

6.3.1 关于中药、天然药物药代动力学研究

在中药、天然药物新药研究开发的过程中，通过对活性成分或活性代谢产物非临床药代动力学研究，了解其相关药代动力学参数，可作为阐明药效或毒性产生的基础及了解药效或毒性反应靶器官的依据，并为设计和优化临床试验给药方案提供有关参考信息。

中药活性成分情况较为复杂，有些活性成分较为单一，有些物质基础比较清楚但成分较多，有些活性成分复杂且不清楚。

对于活性成分单一的中药、天然药物，其非临床药代动力学研究与化学药物基本一致。

对于非单一活性成分但物质基础基本清楚的中药、天然药物，其中药效或毒性反应较强、含量较高的成分，一般需要进行药代动力学探索性研究。对于活性成分复杂且物质基础不太清楚的中药、天然药物，应在其中部分已知成分文献研究的基础上，重点考虑是否进行有明确毒性成分的非临床药代动力学研究。若有足够证据表明某类结构相似的一类成分中某一个成分的药代动力学属性可以代表该类成分的药代动力学特征，可从同类成分中选择一个代表性成分进行测定。被测成分应根据机体的暴露水平和暴露形式，以及药效作用/安全性相关性等因素来确定。

此外，在进行中药、天然药物非临床药代动力学研究时，应充分考虑中药、天然药物所含化学成分不同于化学合成药物的特点，结合其特点选择适宜的方法开展体内过程或活性代谢产物的研究，为后续研发提供参考。若拟进行的临床试验中涉及其他药物（特别是化学药）联合应用，应考虑通过体外、体内试验开展药物相互作用研究。

6.3.2 关于药代动力学研究的体外方法

随着体外生物技术的发展，为深层次地了解和阐明药物的某一性质以及与药效和毒性的相关性，不少药代动力学的体外方法有效地应用于药物代谢和相互作用评价，如体外吸收模型（Caco-2 细胞模型）、体外肝系统研究、体外转运系统等。这些体外方法学在推测人药代动力学参数和特征时，提供了同种属的体外到体内的推测。体外方法学可以通过应用不同辅酶、不同选择性抑制剂、不同重组基因纯酶，在试验设计上，可以弥补动物体内方法学的缺陷。人和动物的体外方法学结合动物的体内方法学，在新药研发的临床前阶段，可以较准确和有效地评价药物的吸收、运转、分布、代谢，比如药物代谢产物鉴定、代谢途径鉴定、药物对代谢酶和转运体的抑制和诱导等，为阐明药理和毒理作用机制和设计第一个临床研究剂量和评价潜在性药物代谢性或运转性相互作用提供可靠的参数。药代动力学的体外方法学的应用，在不影响或优化临床前研究信息量的同时，减少了实验动物的使用，使动物伦理学的实施逐渐可行。

对于体外研究发现有明显种属差异的药物，应进一步分析解释。

6.3.3 关于动物选择

由于动物药代动力学研究是联系动物研究与人体研究的重要桥梁，动物选择的恰当与否是该研究价值大小的关键。应尽量选择适宜的动物来进行研究，如口服给药的药物不宜选择食草类动物或与人胃肠道情况差异较大的动物，以免由于吸收的差异造成试验结果不能充分提示临床。对于创新性的药物，可利用体外药代动力学手段预先对动物种属进行筛选，以选择药物动力学特点与人体最接近的动物，提高试验结果的临床预测价值。由此也可为毒性试验选择合适的动物种属提供依据，并对毒性试验与人体的相关性做出判断。

6.3.4 关于手性药物

对映异构体具有几乎相同的物理性质（旋光性除外）和化学性质（在手性环境中除外），通常需要特殊的手性技术对它们进行鉴定、表征、分离和测定，但生物系统常常很容易区分它们，并可能导致不同的药代动力学性质（吸收、分布、代谢、排泄），以及药理学、毒理学效应的量或质的区别。

为评价单一对映体或对映体混合物的药代动力学，研究者应在药物开发前期，建立适用于体内样品对映体选择性分析的定量方法，为后期研究对映体之间的相互转化以及各自的吸收、分布、代谢和排泄提供方法学基础。

如果外消旋体已经上市，研究者希望开发单一对映体，则应测定该对映体转化为另一对映体的程度是否显著，以及该对映体单独用药是否与其作为外消旋体组分时的药代动力学性质一致,这对丰富和解释单一对映体研发的立题依据、优化剂量、制定给药方案具有重要的意义。

　　为监测对映异构体在体内的相互转化和处置,应获得单一对映体在动物体内的药代动力学曲线,并与其后在临床 I 期试验中获得的药代动力学曲线相比较。

　　注:资料来源于 http://www.cde.org.cn/zdyz.do? method = largePage&id = 191 (网站发布日期:2014 - 05 - 13)。

附录7　中药、天然药物综述资料撰写的格式和内容的技术指导原则

1　概述

《中药、天然药物综述资料撰写的格式和内容的技术指导原则》（以下简称指导原则），是根据《药品注册管理办法》等相关要求，结合我国中药、天然药物研发的实际情况而制订。

本指导原则旨在规范中药、天然药物药理毒理综述资料的格式和内容，引导和提高药品注册申请人对新药研发过程及结果的综合分析能力和自我评价意识。

本指导原则根据中药、天然药物注册分类不同类别及药理毒理申报资料的要求，对申报临床的药理毒理综述资料统一进行规范。撰写时可按《药品注册管理办法》附件一中申报项目的不同要求撰写相应的内容。

本指导原则主要内容包括主要研究结果的综述以及分析与评价两大部分。

2　撰写格式和内容

2.1　主要研究结果总结

对主要研究结果的总结建议按以下内容进行全面、简要的描述，建议对药效学和毒理学研究结果以列表的形式进行归纳总结，不宜对试验结果进行简单罗列，不必列出具体试验数据等。

2.1.1　研发背景

简要说明文献情况。如果有临床应用史，需描述有无不良反应报道及相关的研究进展情况。

简要说明前期是否进行过基础研究或筛选研究（主要指药效学筛选研究，如配伍或配比筛选）。若有相关研究，简述主要研究结果。

简要说明是否有相关研究成果（奖项、论文、专利等）。

2.1.2　主要药效学试验

（1）试验方法和结果总结。简要说明所选择的实验模型及其用于评价受试物功

能主治的依据，重点描述主要药效学试验结果。可按照先主要、后次要，先体内、后体外的顺序描述，主要包括：动物、剂量组别（给药途径、剂量、频次、时间，与临床拟用量的倍数关系等）、对照组设立及主要试验结果等。建议将试验结果以列表方式表示（附表7-1），也可自行设计表格。

附表7-1　主要药效学试验总结（模板）

试验项目	模型/方法	给药情况 途径 剂量/浓度 频次/时间 起效剂量	与临床拟用量的关系	主要试验结果 （有明确作用的结果）
1 2 3 ……				

（2）作用机制的研究。若对受试物进行了有关作用机制的研究，简述其主要研究结果。

若有相应的国内、外文献报道，简要描述主要文献结果。

（3）一般药理学试验。简要描述动物、剂量组别（给药途径、剂量、频次、时间，相当于药效学剂量或临床拟用量的关系）及主要试验结果等。建议将试验结果以列表方式表示（附表7-2），也可自行设计表格。

附表7-2　安全药理学试验总结（模板）

试验项目	动物选择	给药情况 途径 剂量 频次/时间	与药效学起效剂量/临床拟用量的关系	主要试验结果
精神神经系统 　一般行为 　自主活动 　机能协调 　催眠协同 　　其他				
心血管系统 　呼吸系统 　　其他				

2.1.4 急性毒性试验

简要描述不同种属动物及不同给药途径的急性毒性试验，包括动物、给药途径和给药剂量（与临床拟用剂量的倍数关系）。对试验结果的描述应包括：毒性反应（毒性反应类型及程度，出现时间、持续时间及恢复时间，出现毒性的最低剂量及剂量 – 毒性关系）；死亡情况（濒死动物症状，死亡时间，解剖及病理检查）；观察期结束时的肉眼或病理（肉眼观察有变化时）检查情况；半数致死量（LD_{50}）或最大耐受量（MTD）等。尽量描述性别差异及毒性靶器官，并分析可能的致死原因。

2.1.5 长期毒性试验

简要描述不同种属动物（如啮齿类及非啮齿类）的长期毒性试验，包括动物种属、给药途径、剂量组别（与药效学剂量及临床拟用量的倍数关系）、给药周期及恢复期长短、主要观察指标及主要试验结果，如一般表现，体重，进食量，心电图，血液学，尿常规，血生化，骨髓象，脏器重量或系数，组织病理学检查；动物死亡情况，包括濒死症状、死亡动物检测结果；其他检查结果等。

明确无毒剂量、中毒剂量及毒性靶器官，剂量 – 毒性及时间 – 毒性关系。

如果进行了毒代动力学研究，则应描述相应的试验方法和结果。

2.1.6 过敏性、溶血性、局部刺激性和依赖性试验

（1）过敏性试验（全身主动/被动皮肤过敏试验）。简要描述试验方法，包括动物、剂量组别及对照组（包括阴性及阳性对照）、致敏方式（途径、剂量/浓度、频次、抗血清制备等）、激发方式（途径、剂量/浓度）。简要描述试验结果，包括全身过敏反应的发生率和严重程度、持续及恢复时间、死亡率等，以及被动皮肤过敏反应的抗体稀释度等。

（2）溶血性试验。简要描述体外和/或体内试验方法、受试物（是否为临床拟用制剂，批次）、对照组的设立、试验结果（如溶血发生的时间及试管号）。

（3）局部刺激性试验。

1）血管及肌肉刺激性试验。简要描述试验动物、剂量组别、给药方式（途径、浓度、速度、频次）、观察时间及试验结果（如给药局部的肉眼观察、评分情况及组织病理学检查结果等）。

2）皮肤刺激性试验。简要描述完整及破损皮肤的制备方法、剂量组别及对照组别、给药方式（部位、面积、固定方法、剂量或浓度、给药频次）及试验结果（肉眼观察、评分、组织病理学检查结果，是否有全身毒性表现，毒性发生时间及消退时间等）。

（4）依赖性试验。简要描述生理依赖性试验方法及试验结果，包括自然戒断试验、替代试验、催促试验、诱导试验等。

简要描述精神依赖性试验方法及试验结果，包括自身给药试验等。

2.1.7 致突变试验

（1）微生物回复突变试验。简要描述菌株、剂量组别（包括空白对照、溶媒对照、阳性对照、加 S9 或不加 S9 及受试物组）、试验方法及试验结果等。

（2）染色体畸变试验。简要描述细胞、剂量组别（包括空白对照、溶媒对照、阳性对照、加 S9 或不加 S9 及受试物组）、试验方法及试验结果等。

（3）微核试验。简要描述动物、剂量组别（包括空白对照、溶媒对照、阳性对照）、给药途径、试验方法（如骨髓采样）及试验结果等。

2.1.8 生殖毒性试验

（1）一般生殖毒性试验。简要描述动物、剂量组别（与药效学剂量及临床拟用量的倍数关系）、给药途径、给药时间（如雌雄交配前连续给药时间及交配后继续给药时间）、观察指标及试验结果等。

（2）致畸敏感期毒性试验。简要描述动物、剂量组别（与药效学剂量及临床拟用量的倍数关系）、给药途径及时期、观察指标及试验结果等。

（3）围产期毒性试验。简要描述动物、剂量组别（与药效学剂量及临床拟用量的倍数关系）、给药途径及时期、观察指标及试验结果等。

2.1.9 致癌试验

（1）短期致癌试验。简要描述不同的试验项目（如哺乳动物培养细胞恶性转化试验、小鼠肺肿瘤诱发短期试验）的细胞或动物、剂量组别、对照组（包括空白对照、溶媒对照、阳性对照）、给药方式（与细胞接触时间及培养时间，给药途径及时间）及试验结果等。

（2）长期致癌试验。简要描述动物、剂量组别、对照组（包括溶媒或赋形剂对照，空白对照）、给药途径、给药时间及试验结果等。

对上述毒理学研究结果，建议将试验结果以列表形式表示（附表 7 - 3），也可自行设计表格。

附表 7-3 毒理学研究总结记录模板

试验项目	动物选择	给药情况 剂量 途径 频次/时间	与药效学起效剂量/ 临床拟用量的关系	主要研究结果
急性毒性试验				
长期毒性试验				
特殊安全性试验				
刺激性				
血管刺激性				
肌肉刺激性				
皮肤刺激性				
……				
溶血性				
过敏性				
全身主动				
皮肤被动				
依赖性试验				
致突变试验				
回复突变				
染色体畸变				
微核试验				
致畸试验				
一般生殖毒				
致畸敏感期				
围产期				
致癌试验				
短期致癌				
长期致癌				

注：根据所进行的试验项目对表中内容进行填写，未进行的试验不必列出。

2.1.10 动物药代动力学试验

简要描述在不同种属动物（如啮齿类及非啮齿类）所进行的药代动力学试验，包括动物、剂量组别、给药途径、动物受试状态（麻醉或清醒）、生物样本测定方法、方法学确证（特异性、灵敏度、精密度、准确度、稳定性等，标准曲线，方法学质控情况等）。简要描述受试物和/或活性代谢物的药代动力学主要结果：吸收（生物利用度）、分布（血浆蛋白结合率、主要分布的组织或脏器）、代谢（主要代谢产物，原形药排泄率＜50%的受试物的代谢研究情况）、排泄（主要途径、排泄率、排泄量及各排泄途径的总排泄量）及是否为线性动力学过程，并提供以下主要药代动力学参数：消除半衰期（$T_{1/2}$）、表观分布容积（V_d）、血药峰浓度（C_{max}）、血药达峰时间（T_{max}）、血药浓度曲线下面积（AUC）、清除率（CL）等。

简要描述缓、控释制剂中主要活性成分的药代动力学的缓、控释特性。

对需要进行药代动力学研究的复方制剂，应简要描述其药物代谢动力学的相互作用结果。

2.2 分析与评价

2.2.1 有效性分析及评价

重点分析主要药效学试验的量效关系（如起效剂量、有效剂量范围等）及时效关系（如起效时间、药效持续时间或最佳作用时间等），并对药理作用特点及其与功能主治的相关性进行综合评价。

2.2.2 安全性分析及评价

结合安全药理学试验结果，重点分析急性毒性和长期毒性试验中的毒性剂量反应关系（中毒及/或致死剂量、安全剂量或安全范围）、时间反应关系（毒性反应出现时间、持续时间、恢复时间）、中毒靶器官及毒性反应的可逆程度，或最大耐受量等。

受试物在试验浓度和/或剂量下是否具有溶血性、过敏性、局部刺激性及依赖性。

分析致突变、生殖毒性及致癌试验中出现的阳性结果的剂量反应关系，明确其毒性作用特点。

综合分析及评价各项安全性试验结果之间的相关性，种属和性别的差异性。如急性毒性试验之间、长期毒性试验之间及急性与长期毒性试验之间的毒性反应和靶器官的相关性；静脉注射的长期毒性试验与过敏性、溶血性及局部刺激性试验结果的相关性；体外试验与体内试验结果的相关性；啮齿类和非啮齿类动物毒性反应的差异性等。

2.2.3 药代动力学特征分析及评价

重点分析受试物和/或活性代谢物的药代动力学特征，包括吸收速率和程度、药物分布的主要脏器、消除的主要途径、与血浆蛋白的结合程度等。评价受试物剂量与药代动力学参数的关系（是否为线性动力学过程）。

分析与评价缓、控释制剂中主要活性成分的药代动力学的缓、控释特性，以及复方制剂的药代动力学相互作用特性。

2.2.4 药理毒理综合分析及评价

分析主要药效学起效剂量与毒理学安全剂量的倍数关系，与临床拟用量的倍数关系，初步判断其安全范围。

分析药效学、毒理学与药代动力学结果之间的相关性。如药效作用部位、毒性靶器官及受试物分布和/或消除途径之间的关系，吸收速率与起效时间的关系，作用维持时间与药物消除速率的关系。

若试验结果之间、试验结果与文献报道之间相互矛盾，应分析其可能原因。

2.2.5 药理毒理与其他专业间的相关性分析

（1）与药学研究的相关性分析。

综合分析有效性和安全性与处方、工艺及质量标准之间的关系。

当毒理学研究出现了与处方中药材特点不相符合而又难以解释的毒性反应时，应结合制备工艺，分析其毒性产生的可能原因，并阐明工艺的合理性。

总之，应结合药效学和毒理学研究结果，对所有可能影响有效性或引起安全性方面担忧的药学方面的因素加以考虑和分析。

（2）与临床研究的相关性分析。

分析药效学试验结果与拟定的功能主治的关系，主要药效学有效剂量或起效剂量与拟定的临床试验剂量的关系。

分析毒理学安全剂量与 I 期临床初始剂量的关系，提示供临床参考的毒性反应、毒性靶器官、中毒剂量和临床研究期间需监测的指标等。

分析动物药代动力学研究结果对临床人体药代动力学研究的参考意义。

3 著者

《中药、天然药物综述资料撰写的格式和内容的技术指导原则》课题研究组。

注：资料来源于 http://www.cde.org.cn/zdyz.do? method = largePage&id = 2097 （网站发布日期：2007 – 08 – 23）。

附录8 药品注册申报资料的体例与整理规范

为加强药品注册纸质申报资料的规范管理，特制定本规范。当申报资料同时进行CTD格式提交时，纸质申报资料的体例设置必须与CTD申报格式电子文档相一致。

1 申报资料的体例要求

1.1 字体、字号、字体颜色、行间距离及页边距离

1.1.1 字体
中文：宋体；英文：Times New Roman。

1.1.2 字号
中文：不小于小4号字，表格不小于5号字；申报资料封面加粗4号；申报资料目录小4号，脚注5号字。

英文：不小于12号字。

1.1.3 字体颜色
黑色。

1.1.4 行间距离及页边距离
行间距离：单倍。

纵向页面：左边距离不小于2.5 cm、上边距离不小于2 cm、其他边距不小于1 cm。

横向页面：上边距离不小于2.5 cm、右边距离不小于2 cm、其他边距不小于1 cm。

页眉和页脚：信息在上述页边距内显示，保证文本在打印或装订中不丢失信息。

1.2 纸张规格

申报资料使用国际标准A4型（规格为297 mm×210 mm），纸张重量80 g，纸张全套双面或全套单面打印，内容应完整、清楚，不得涂改。

1.3 纸张性能

申报资料文件材料的载体和书写材料应符合耐久性要求。

1.4 加盖印章

(1) 除《药品注册申请表》、相关受理文件及检验机构出具的检验报告外，申报资料应逐个封面加盖申请人印章（多个申请人联合申报的，应加盖所有申请人印章），封面与骑缝处加盖临床研究基地有效公章，封面印章应加盖在文字处。

(2) 加盖的印章应符合国家有关用章规定，并具法律效力。

2 申报资料的整理要求

2.1 申报资料封面

2.1.1 申报资料袋封面

(1) 档案袋封面注明：申请分类、注册分类、药品名称、本袋所属第×套第X袋每套共×袋、原件/复印件、联系人、联系电话、申请单位名称。

(2) 申报资料袋封面（档案袋）应采用国家局统一格式（条码信息）的封面。

(3) 当多规格的品种为同一册申报资料时，申报资料袋封面，需显示多规格的条形码的受理号（同一封面）。

2.1.2 申报资料项目封面

(1) 每项资料加"封面"，每项资料封面上需注明：药品名称、资料项目编号、项目名称、申请机构、联系人姓名、电话、地址。

(2) 右上角注明资料项目编号，左上角注明注册分类。

(3) 各项资料之间应当使用明显的区分标志。

2.2 申报资料目录

申报资料首页为申报资料项目目录（附表8－1），目录中申报资料项目按《药品注册管理办法》中"附件"顺序排列。

2.3 申报资料内容

2.3.1 总体要求

(1) 每套资料装入申请表、省级食品药品监督管理局的审查意见表、受理通知单、现场考察报告意见、药品补充申请所需检验部门复核的检验报告书，并应当是相应的原件。

(2) 复印件应当与原件完全一致，应当由原件复制并保持完整、清晰。

(3) 申报资料中同一内容（如药品名称、申请人名称、申请人地址等）的填写应前后一致。

(4) 报送国家药品监督管理局的药品注册申报资料为3套，其中2套为完整的资料，并至少一套为原件；另一套为申报资料项目中的第一部分综述资料。

药品补充申请资料为2套，其中一套为原件。

（5）外文资料应翻译成中文。

2.3.2 具体要求

2.3.2.1 整理排序

（1）省局受理文件。

（2）核查报告、生产现场检查报告、药品注册检验报告。

（3）申请表。

（4）申报资料（顺序同申报资料目录）。

装订成册的文件材料排列文字在前，照片及图谱在后。有译文的外文资料，译文在前，原文在后。

2.3.2.2 编写页号

（1）装订成册的文件材料均以有书写内容的页面编写页号。

（2）根据《药品注册管理办法》按附表8-2格式提交的申报资料，按申报资料项目号分别应用阿拉伯数字从1起依次编号（附表8-2）。

（3）CTD格式提交的申报资料，按照模块分别用阿拉伯数字从1起依次编号。

（4）单面书写的文件材料在其正中编写页号；双面书写的文件材料，正面与背面均在其正中编写页号。图样页号编写在标题栏外。

2.3.2.3 整理装订

（1）按资料分类（综述资料、药学研究资料、药理毒理研究资料、临床试验资料）顺序，分别打孔装订成册。

（2）装订成册的申报资料内不同幅面的文件材料要折叠为统一幅面，破损的要先修复。幅面一般采用国际标准A4型（规格为297 mm×210 mm）。

（3）每册申报资料的厚度不大于300张。

2.3.2.4 整理装袋

（1）申报资料的整理形式按照综述资料、药学研究资料、药理毒理研究资料、临床试验资料的资料分类单独整理装袋，不得合并装袋。

（2）当单专业研究申报资料无法装入同一个资料袋时，可用多个资料袋进行分装，并按本专业研究资料目录有序排列，同一资料项目编号的研究资料放置在同一资料袋中，确保每袋资料间完整的逻辑关系。

2.4 照片资料的整理

（1）将照片与文字说明一起固定在芯页上，芯页的规格为297 mm × 210 mm。

（2）根据照片的规格、画面和说明的字数确定照片固定位置。

（3）照片必须固定在芯页正面（装订线右侧）。

（4）装订成册的申报资料内的芯页以30页左右为宜。

2.5 补充资料的整理

申请人提交补充资料，应按《补充资料通知》的要求和内容逐项顺序提供，并附提交补充资料说明、《补充资料通知》（原件或复印件）。具体整理要求同申报资料。

申报资料项目目录见附表 8－1。

附表 8－1　申报资料项目目录

资料分类	资料项目	资料项目名称	页号	备注

填表说明：

①资料分类应填写综述资料、药学研究资料、药理毒理研究资料、临床试验资料。

②资料项目应按《药品注册管理办法》中"附件"填写文件材料的项目编号。

③资料项目名称应填写与资料项目相对应的全称。

④页号应填写每项资料项目的首尾页上标注的页号。

⑤申报资料项目目录排列在装订成册文件材料首页之前。

申报项目资料名称见附表8-2。

附表8-2　申报项目资料名称

申报项目资料名称（模板）
正文

注：资料来源于http://www.cde.org.cn/zdyz.do? method = largePage&id = 115（网站发布日期：2011-07-12）。

（陈健文）

1 供试品管理记录模板

附表9-1-1 供试品/对照品及相关资料接收记录

					供试品/对照品编号	

（以下由提供单位填写）

□供试品 □对照品	中文名称			外文名称		
	缩写名			代　号		
批号				数量		
含量（浓度）				纯度		
规格				性状		
贮存条件				有效期至		
溶解性				稳定性		
剩余受试物处理方法	□返还给提供单位 □接收单位处理			相关资料	□质检报告 □药理毒理资料 □其他_____	
临床拟用方法及剂量						
送样方式	□邮寄　　□自行携带					
提供单位	名　称					
	地　址				邮编	
	经手人	（签名）	电话	（办公）	（手机）	
	E-mail					
备注：						

（以下由接收单位填写）

接收单位			
经手人		接收时间	
接收时受试物状态	包装完好 数量正确 运输过程中的环境条件符合要求	□是　□否 □是　□否 □是　□否	
备注：			

附表 9-1-2 供试品/对照品进出登记

供试品/对照品编号： _____ 名称： _____ 批号： _____ 规格： _____ 保存条件： _____

日期	出/入库量	用途	剩余量	领用/返还人	保管员	备注
	□ 出库_____ □ 入库_____					
	□ 出库_____ □ 入库_____					
	□ 出库_____ □ 入库_____					
	□ 出库_____ □ 入库_____					
	□ 出库_____ □ 入库_____					
	□ 出库_____ □ 入库_____					
	□ 出库_____ □ 入库_____					
	□ 出库_____ □ 入库_____					
	□ 出库_____ □ 入库_____					
	□ 出库_____ □ 入库_____					

附表 9-1-3 供试品配制记录

	项目代号	
	操作者/日期	
	核查者/日期	

供试品信息：

供试品名称	供试品编号	规格	贮存条件	有效期至	批号	生产厂家

溶媒信息（根据试验需要，使用"市售溶媒"信息表或"自制溶媒"信息表）：

市售溶媒

溶媒名称	批号	规格	贮存条件	有效期至	生产厂家

自制溶媒

溶媒名称	配制日期	贮存条件	有效期至

仪器信息：

仪器名称	仪器型号	仪器编号	厂家	校准有效期至

配制方法：

4.0 mg/kg	例：称取供试品 0.4 g 于烧杯中，加入少量 0.5% 的 CMC-Na 溶液溶解，搅拌混匀，然后转移至量筒中定容至 100 mL，配制成浓度为 4.0 mg/mL 的供试品混悬液。
8.0 mg/kg	例：称取供试品 0.8 g 于烧杯中，加入少量 0.5% 的 CMC-Na 溶液溶解，搅拌混匀，然后转移至量筒中定容至 100 mL，配制成浓度为 8.0 mg/mL 的供试品混悬液。

配制记录：

供试品	配制过程	备注
4.0 mg/kg	称取供试品_____g 于烧杯中，加入少量 0.5% 的 CMC-Na 溶液溶解，搅拌混匀，然后转移至量筒中定容至_____ mL，配制成浓度为 4.0 mg/mL 的供试品混悬液。 配制时间：_____	
8.0 mg/kg	称取供试品_____g 于烧杯中，加入少量 0.5% 的 CMC-Na 溶液溶解，搅拌混匀，然后转移至量筒中定容至_____ mL，配制成浓度为 8.0 mg/mL 的供试品混悬液。 配制时间：_____	

附表 9 - 1 - 4　特殊药品领用申请

	项目代号	
项目名称		
特殊药品名称		
申请用量		
申请用量的依据		
用　途		
申请者及日期		
项目负责人意见		
备注		

附表 9 – 1 – 5　特殊药品进出登记

名称：_____　批号：_____　有效期至：_____　规格：_____　毛重：_____　保存条件：_____

日期	出入库量	用途	理论剩余量/ □g□mg□mL	剩余毛重/ □g□mg	损耗/ □g□mg□mL	领用/返 还者	核查者	保管员	备注
	□ 出库 □ 入库								
	□ 出库 □ 入库								
	□ 出库 □ 入库								
	□ 出库 □ 入库								
	□ 出库 □ 入库								
	□ 出库 □ 入库								
	□ 出库 □ 入库								
	□ 出库 □ 入库								
	□ 出库 □ 入库								

附表 9 - 1 - 6　麻醉药配制及使用记录

麻醉药或溶媒名称	规格	生产单位	批号	有效期至
戊巴比妥钠（例）				
0.9%氯化钠注射液				

配制方法：

　　以配制戊巴比妥钠溶液为例，称取 600 mg 的戊巴比妥钠，加入适量 0.9% 氯化钠注射液，使其充分溶解，最后加 0.9% 氯化钠注射液至 20 mL，即得 3% 戊巴比妥钠溶液 20 mL。

配制记录：

　　称取_____mg 的戊巴比妥钠，加入 0.9% 氯化钠注射液，使其充分溶解，最后加 0.9% 氯化钠注射液至_____mL，即得戊巴比妥钠溶液_____mL。

仪器名称	仪器编号	型号	厂家	校准有效期至

配制者/日期：_____核查者/日期：_____

使用记录：

日期	目的	使用量/mL	理论剩余量/mL	使用者/日期	核查者/日期

实际剩余量（废弃量）_____mL　操作者/日期：_____　核查者/日期：_____

2 动物管理记录模板

附表 9-2-1 实验动物及相关资料接收登记

项目代号	

动物情况	种系	□Beagle 犬 □新西兰兔 □Hartlcy 豚鼠 □SD 大鼠 □KM 小鼠 □_____		
	级别	□普通级 □SPF 级 □_____	数量	♀_____只 ♂_____只
	年龄范围	_____（□岁□月□周□日）	体重范围	_____（□g □kg）
	件数	_____件	外包装情况	□完好 □破损 □___

相关资料	1. 送货单（领料单）_____张 2. 实验动物质量合格证明_____份，编号：No _____ 3. 动物检验报告_____份 4. 其他：_____

动物提供单位	

接收者及日期	

备注：（注明实际接收动物的性别、数量及体重范围，体重范围雌雄分开）

附表 9-2-2 实验动物检疫记录

项目代号					
检疫起止日期					

动物种系					
动物数	♀ 只，♂ 只				

检疫日期	未见异常	异常动物编号及症状	检疫者	核查者	备注

注：所有动物未见异常在"未见异常"栏用"√"表示，如有异常，则描述异常动物编号及症状。

附表 9 - 2 - 3　实验动物禁食记录

项目代号		操作者及日期	
动物种系		核查者及日期	

组别	动物号	性别	禁食开始时间	备注

3 试剂溶液管理记录模板

附表 9-3-1 普通试剂及普通溶液配制及使用记录

实验材料

试剂名称	规格	生产单位	批号	有效期至

仪器信息

仪器名称	仪器型号	仪器编号	厂家	校准有效期至

配制方法:

溶液名称及浓度: _____

配制步骤:

配制记录:

配制者/日期: _____   核查者/日期: _____

使用记录:

使用日期	目的	使用量 (单位:　)	理论剩余量 (单位:　)	使用者及日期

实际剩余量(废弃量)_____ mL   操作者及日期: _____

附表 9 - 3 - 2　危险化学品领用登记

日期	名称	规格	批号	有效期	生产厂家	数量	项目代号/用途	领用人	试剂耗材管理员	备注

4 仪器管理记录模板

仪器型号：_____ 仪器编号：_____ SOP 编号：_____

附表 9－4－1 仪器使用和维护登记

日期	使用时间	项目代号或使用目的	样本/物品名称	状态		维护操作	操作者	备注
				正常	异常			

注："使用时间"栏填写使用或维护的起止时间；"状态"栏填写异常时应在"备注"栏注明具体异常情况；仪器维护时，在"维护操作"栏填写维护内容或代号。

附表 9-4-2 超低温冰箱样本存取登记

仪器名称及型号：＿＿＿＿＿

仪器编号：＿＿＿＿＿

SOP 编号：＿＿＿＿＿

日期	存取时间	项目代号	存/取	存取样本名称	数量	温度/℃	操作者	核查者	备注
			□存□取						
			□存□取						
			□存□取						
			□存□取						
			□存□取						
			□存□取						
			□存□取						
			□存□取						
			□存□取						
			□存□取						

注："存取时间"栏填写起止时间；"温度"栏记录冰箱开启前实时温度。

附表 9 - 4 - 3 二氧化氮培养箱运行情况登记

仪器型号：_____ 仪器编号：_____ SOP 编号：_____

日期	时间	培养容器数量	温度/℃	CO_2 浓度/%	运行状态		维护操作	操作者	备注
					正常	异常			

注："时间"栏填写巡查时时间，连续运行时，每个工作日至少巡查一次；"温度"、"浓度"栏填写实时温度、浓度；运行状态异常时在"备注"栏记录具体情况；仪器维护时，在"维护操作"栏填写维护内容。

附表 9-4-4 液氮罐使用和维护记录

仪器型号：＿＿＿＿＿

仪器编号：＿＿＿＿＿　　　　　　　　　　　SOP 编号：＿＿＿＿＿

日期	入库/出库	样本名称	数量	维护操作	液氮液面高度/cm	操作者	备注
	□入库 □出库						
	□入库 □出库						
	□入库 □出库						
	□入库 □出库						
	□入库 □出库						
	□入库 □出库						
	□入库 □出库						
	□入库 □出库						
	□入库 □出库						
	□入库 □出库						

5　项目管理记录模板

附表 9 - 5 - 1　药物筛选试验项目负责人任命书（立项模版）

项目代号	

现任命＿＿＿＿＿为本项目负责人。

机构负责人：

日期：

相关信息：

项目名称				
计划完成时间				
任务内容及要求				
委托方信息	名称			
	地址			
	联系人		电话　（O）	（M）
	E-mail			
备注：				

附表 9-5-2　试验方案变更申请

		项目代号	
项目名称			
申请变更的原试验方案具体内容			
变更后的具体内容			
变更的原因			
项目负责人		日期	
审查意见			
项目负责人批准			
备注：			

注：此表在申请试验方案变更时填写。

附表 9－5－3　偏离试验方案记录

	项目代号	
项目名称		
试验方案的具体要求		
偏离的时间和内容		
偏离的原因	偏离者：　　　　　　　日期：	
偏离后对项目研究质量的影响情况和采取的纠正措施	项目负责人：　　　　　日期：	
审查意见		
项目负责人确认		
备注：		

注：此表在已偏离试验方案时填写。

附表 9 −5 −4 　_____试验计划

		项目代号	
		受试物编号	
		项目负责人	
		制定日期	

日期	星期	试验阶段	主要实验内容

备注：

注：对于日程安排非常确定的项目，须注明为星期几和试验阶段。如日程安排无法确定的项目，只需注明试验阶段。如有变化，在备注说明情况并制定新的试验计划表。

附表 9 - 5 - 5   项目研究异常情况报告

		项目代号	
项目名称			
发现异常情况的时间和具体内容	报告者：　　　　　　日期：		
计划或已采取的措施	操作者：　　　　　　日期：		
对项目研究的影响情况分　　析	项目负责人：　　　　　日期：		
审查意见			
备注：			

注：此表在项目研究实施中出现异常情况时填写。

附表 9 - 5 - 6　临床检验申请

项目代号			
动物种系		采样方法	
标本数（个）		送样日期	
联系人姓名		电话	

名称	代号	单位	检测确认
1. 血液生化指标			
尿素氮	BUN	mg/dL	
钙	CA	mg/dL	
肌酐	CREA	mg/dL	
葡萄糖	GLUC	mg/dL	
高密度脂蛋白胆固醇	HDL	mmol/L	
低密度脂蛋白胆固醇	LDL	mmol/L	
碱性磷酸酶	ALP	U/L	
γ-谷氨酰基转移酶	GGT	U/L	
总胆红素	TBIL	μmol/L	
丙氨酸氨基转移酶	ALT	U/L	
肌酸激酶	CK	U/L	
天门冬氨酸氨基转移酶	AST	U/L	
总胆固醇	TCHO	mmol/L	
甘油三酯	TG	mmol/L	
总蛋白	TP	g/L	
白蛋白	ALB	g/L	
乳酸脱氢酶	LDH	U/L	
无机磷	P	mmol/L	

续附表 9 - 5 - 6

名称	代号	单位	检测确认
2. 电解质指标			
钠	Na$^+$	mmol/L	
钾	K$^+$	mmol/L	
氯	Cl$^-$	mmol/L	
3. 血常规指标			
白细胞数	WBC	10^9/L	
淋巴细胞绝对值	Lymph#	10^9/L	
单核细胞绝对值	Mono#	10^9/L	
中性粒细胞绝对值	Gran#	10^9/L	
淋巴细胞比率	Lymph%	%	
单核细胞比率	Mono%	%	
中性粒细胞比率	Gran%	%	
红细胞数	RBC	10^{12}/L	
血红蛋白量	HGB	g/L	
红细胞压积	HCT	%	
红细胞平均体积	MCV	fL	
红细胞平均血红蛋白含量	MCH	pg	
红细胞平均血红蛋白浓度	MCHC	g/L	
红细胞分布宽度	RDW	fL	
血小板数	PLT	10^9/L	
血小板平均体积	MPV	fL	
血小板分布宽度	PDW	fL	
血小板压积	PCT	%	
4. 网织红细胞			
网织红细胞百分数	RET%	%	
5. 凝血指标			
活化部分凝血活酶时间	APTT - T	s	

续附表 9 - 5 - 6

名称	代号	单位	检测确认
凝血酶原时间	PT - T	s	
凝血酶时间	TT - T	s	
纤维蛋白原	Fbg - %	g/L	
6. 尿液检测指标			
尿常规	11 项	—	
7. 粪便检测指标			
粪便常规 + 隐血试验	9 项	—	
8. 骨髓涂片阅片			
骨髓细胞活跃度评价	—	—	
骨髓细胞分类计数	—	—	
申请人对检测的要求	签名：　　　　　　　　　日期：		
项目负责人意见	签名：　　　　　　　　　日期：		

注：

①请在需要检测项目的检测确认栏打"√"。

②血生化检测：用血清或肝素抗凝血浆，0.5～1 mL，不低于 0.3 mL。

③血常规、白细胞分类及网织红细胞比率检测：用 EDTA 抗凝血 0.5～1 mL 全血，不低于 0.3 mL，每毫升血液用 15% 的 K_2 - EDTA 10 μL（1.2～2.0 mg）抗凝。

④凝血指标检测：单个检测项目血浆不少于 100 μL，四项检测血浆不少于 200 μL。0.109 mol/L，即 3.2% 柠檬酸三钠：血液 = 1：9 抗凝，当血液 HCT 异常时，3.2% 柠檬酸三钠用量 = 0.001 85 × 血量（mL）×（100 - HCT），离心取血浆。

附表 9 - 5 - 7　实验动物剖检和组织病理学检查申请

项目名称		项目代号	
剖检类型	□计划剖检　□非计划剖检（□濒死　□死亡）　□其他（_____）		
计划剖检日期			
动物种系		动物数量	_____只（♂_____　♀_____）

剖检要求	□对整体动物及所有送检脏器进行大体解剖和观察。 □对整体动物体表和给药部位（_____）进行大体解剖和观察。 □仅对要求脏器进行大体解剖和观察。（脏器名称：_____）

取材脏器或 组织	□ 对剖检发现肉眼异常改变脏器进行取材。 □ 对以下脏器进行取材。 □其他　　1. 乳腺　　2. 腹股沟淋巴结　3. 脾脏　　　4. 胰腺　　5. 肠系膜淋巴结 6. 胃　　　7. 十二指肠　8. 空肠　　9. 回肠　　10. 盲肠　11. 结肠 12. 直肠　13. 肝脏　　14. 胆囊　　15. 肾脏　16. 肾上腺　17. 膀胱 18. 子宫　19. 子宫颈　20. 卵巢　　21. 阴道　22. 输卵管　23. 睾丸 24. 附睾　25. 精囊　　26. 前列腺　27. 颌下腺　28. 腮腺　29. 气管 30. 食管　31. 甲状腺　32. 甲状旁腺　33. 胸骨　34. 胸腺　35. 肺 36. 支气管　37. 心脏　38. 主动脉　39. 坐骨神经　40. 骨骼肌　41. 股骨 42. 眼球　43. 哈氏腺　44. 脑　　45. 垂体　46. 鼻甲　47. 给药部位 48. 脊髓　49. 尾巴 详细说明：

制片方式	□ 石蜡切片　　□ 冰冻切片　□ 特殊染色（_____） □ HE 染色　　□ 免疫组化（_____）

制片和阅片 要求	□剖检发现脏器有肉眼可见异常改变时，取改变脏器制片和阅片。 □对所有取材脏器或组织以及剖检时出现异常改变的脏器或组织进行制片和 阅片。 □取所有动物给药部位（_____）进行制片和阅片。 □其他：取所有须制片脏器或组织进行制片和阅片。

申请人及日期		项目负责人 确认及日期	
备注：			

注：请于剖检前七日提交此表，并附试验方案。

附表 9 - 5 - 8 病理送检实验动物信息

动物序号	组别	动物编号	性别	备注	动物序号	组别	动物编号	性别	备注
1					21				
2					22				
3					23				
4					24				
5					25				
6					26				
7					27				
8					28				
9					29				
10					30				
11					31				
12					32				
13					33				
14					34				
15					35				
16					36				
17					37				
18					38				
19					39				
20					40				

附表 9 - 5 - 9　项目结题申请及归档

项目名称			
项目代号			
项目负责人		立项日期	
方案批准日期		总结报告批准日期	
归档申请人		申请日期	
审查意见			
机构负责人意见			

资料移交人		资料接收人		交接日期	
资料密级	机密□ 秘密□ 无密□		保管期限	永久□ 长期□ 短期□	
保存位置	_____号柜 _____层	档案管理员		归档日期	
档案管理负责人确认					
备注：					

注：机构负责人签名日期即为结题日期。

6 动物实验管理记录模板

附表9-6-1 实验动物随机分组数字

项目代号		制表者及日期	
动物种系		核查者及日期	

性别	序号	编组序号				
♀	1					
	2					
	3					
	4					
	5					
	6					
	7					
	8					
	9					
	10					
♂	1					
	2					
	3					
	4					
	5					
	6					
	7					
	8					
	9					
	10					

注：①根据研究方案中的动物组数，注明编组序号中所代表的组别。

②本表结合"试验动物体重、预编号记录及随机分组表"使用。

附表 9 - 6 - 2 实验动物体重、预编号及随机分组

动物种系		项目代号	
动物性别		操作者及日期	
天平型号		核查者及日期	

检疫期动物号	分组前体重	体重/□g □kg						

备注：淘汰动物在其体重值上画"○"。

附表 9-6-3　单次给药试验动物体重记录

动物种系		项目代号	
天平型号		称重者及日期	
		核查者及日期	

组别：				组别：			
笼号	动物号	性别	体重/g	笼号	动物号	性别	体重/g
备注							

附表 9-6-4　单次给药试验给药记录

项目代号			受　试　物	
动物种系			给药者及日期	
给药途径			核查者及日期	

给药体积			mL/kg	注射器规格			
剂量组	动物号	性别	剂量/ mg·kg^{-1}	药物浓度/ mg·kg^{-1}	体重/ g	给药容量/ mL	给药 时间
备注							

附表 9 - 6 - 5　单次给药试验一般观察记录

研究代号		观察者及日期	
动物种系		核查者及日期	

剂量组	动物号	性别	未见异常	异常症状

注：动物未见异常者在未见异常项打"√"，出现异常时详细描述异常症状。

附表 9 – 6 – 6　实验动物饲料称量记录

动物种系													项目代号	

剂量组	笼号	性别	动物数	年　月　日		年　月　日		年　月　日		年　月　日				
				加入量/g	剩余量/g	加入量/g	剩余量/g	加入量/g	剩余量/g	加入量/g	剩余量/g	加入量/g		
天平型号														
称量者及日期														
核查者及日期														
备注														

附表 9 - 6 - 7　实验动物麻醉记录

动物种系		研究代号	
麻醉药名称		天平型号	
麻醉药浓度		操作者及日期	
麻醉药剂量		核查者及日期	

序号	剂量组	动物号	耳号	性别	体重/g	麻醉药量/mL	麻醉时间	备注
1								
2								
3								
4								
5								
6								
7								
8								
9								
10								
11								
12								
13								
14								
15								
16								
17								
18								
19								
20								

注：如需补充麻醉药量，应在备注栏说明。

附表 9 - 6 - 8　实验动物样本采集记录

动物种系					项目代号		
样本种类					操作者及日期		
采样方法					核查者及日期		

样本序号	组别及动物号	采样时间	备注	样本序号	组别及动物号	采样时间	备注

附表 9-6-9 实验动物血样制备记录

项目代号			操作者及日期	
动物种系			核查者及日期	
采血方法				

样本序号	组别及动物号	性别	不抗凝血	EDTA 抗凝血	枸橼酸盐抗凝血	备注

注：如血样制备符合要求，在相应的空格内打"√"，如血样不足、抗凝血有凝血情况则在相应空格内填写具体的异常情况。

附表 9 - 6 - 10　实验动物血浆（血清）制备记录

动物种系		项目代号	
采血方法		操作者及日期	
抗 凝 剂		核查者及日期	

样本序号	组别及动物号	血浆（血清）制备情况							备注
		血量不足	溶血				凝血	良好	
			++	+	±	−			

注：溶血栏"++、+、±、−"，分别表示严重溶血、轻度溶血、可疑、无溶血；在相应的制备情况栏打"√"。

附表 9 -6 -11 临检涂片制作记录

动物种系			项目代号	
涂片类型	□细胞计数血涂片 □网织红细胞计数血涂片 □骨髓涂片		操作者及日期	
			核查者及日期	

样本序号	组别及动物号	涂片编号	涂片时间	染色		备注
				是否染色	开始时间	
1						
2						
3						
4						
5						
6						
7						
8						
9						
10						
11						
12						
13						
14						
15						

注：如血涂片制作有异常，在"备注"项注明动物号和具体异常情况。

附表 9 − 6 − 12　检测结果打印记录粘贴单（空白）

项目代号		操作者及日期	
样本种类		核查者及日期	

（粘贴区）

附表 9 - 6 - 13 实验动物麻醉及处死记录

麻醉药名称		项目代号	
麻醉药浓度		动物种系	
麻醉药剂量		天平型号	
麻醉途径		注射器规格	

序号	组别及动物号	体重/g	麻醉量/mL	麻醉时间	处死确认	备 注
操作者及日期						
核查者及日期						

注：详细记录动物麻醉时间，并在"处死确认"项下打"√"。

附表 9-6-14　实验动物系统剖检记录（通用）

动物种系：　　　　　　　　　　　　　　　　　　　　　　　　项目代号：

序号	组织器官 操作类别	动物组别及编号、系统剖检观察 剖检	固定	剖检	固定	剖检	固定	异常描述
1	体表观察							
2	皮肤							
3	乳腺							
4	唾液腺							
5	颈部淋巴结							
6	腹股沟淋巴结							
7	脾脏							
8	胰腺							
9	肠系膜淋巴结							
10	胃、十二指肠							
11	空肠							
12	回肠							
13	盲肠							
14	结肠							
15	直肠							
16	肝							
17	胆囊（胆汁 mL）							
18	肾上腺							
19	肾脏							
20	膀胱							
21	卵巢							
22	输卵管							
23	子宫和子宫颈							
24	阴道							
25	前列腺							
26	精囊腺							

序号	组织器官 操作类别	动物组别及编号、系统剖检观察 剖检	固定	剖检	固定	剖检	固定	异常描述
22	睾丸							
23	附睾							
24	甲状腺、旁腺							
25	气管、食管							
26	胸骨							
27	胸腺							
28	心脏							
29	主动脉							
30	肺（右左）							
31	坐骨神经							
32	骨骼肌							
33	股骨							
34	眼球（右左）							
35	脑（大脑小脑脑干）							
36	脊髓							
37								
38								
39								
40								
41								
42								

备注：

剖检者及日期	核查者及日期	固定者及日期	核查者及日期

注：系统剖检未见异常在"剖检"栏划"√"，出现异常情况时，用"○"标记；非检查脏器划"/"，缺失脏器划"×"；需固定脏器在"固定"栏划"√"，不用固定则划"/"。死亡动物情况在"备注"栏说明。

附表 9－6－15　实验动物系统剖检及组织固定记录

病理号：

项目代号：

动物种系　□SD 大鼠　□Beagle 犬　□新西兰兔　□食蟹猴　□

剖检类型　□计划剖检　□非计划剖检（□濒死　□死亡　□）

剖检序号：	性别 □雌 □雄	剖检时间		动物号：	性别 □雌 □雄	剖检时间	

左半部分

序号	组织器官	剂量组 脏器重量/g	系统剖检观察 固定	系统剖检观察 异常改变 √
1	体表观察			
2	雌性 乳腺 / 雄性			
3	皮肤			
4	唾液腺（右左）			
5	颈部淋巴结			
6	腹股沟淋巴结			
7	脾脏			
8	胰腺			
9	肠系膜淋巴结			
10	胃，十二指肠			
11	空肠			
12	回肠			
13	盲肠			
14	结肠			
15	直肠			
16	肝			
17	胆囊 a			
18	肾上腺（右左）			
19	肾脏（右左）	mL		
20	膀胱			
21	雌性 卵巢（右左）			
22	输卵管（右左）			
23	子宫和子宫颈			
24	阴道			

右半部分

序号	组织器官	脏器重量/g	固定	系统剖检观察 异常改变 √
25	前列腺			
26	雄性 精囊腺			
27	睾丸（右左）			
28	附睾（右左）			
29	甲状腺、旁腺（右左）b			
30	气管、食管			
31	胸骨			
32	胸腺			
33	心脏			
34	主动脉			
35	肺（右左）含主支气管			
36	坐骨神经			
37	骨骼肌			
38	股骨			
39	眼球（右左）			
40	视神经			
41	哈氏腺			
42	脑（大脑小脑脑干）			
43	垂体			
44	脊髓（颈胸腰）			

备注

操作者及日期	核查者及日期

说明：系统剖检观察未见异常划"√"，有异常用"○"标记并在异常改变栏记录，非检查脏器划"/"，缺失脏器划"×"；固定确认用"√"表示，对称脏器两侧均需确认。a 大鼠无胆囊；b 仅在使用非啮齿类动物时称重。

附表 9 – 6 – 16 实验动物组织病理学检查记录

病理号：

动物种系 □SD 大鼠 □Beagle 犬 □新西兰兔 □食蟹猴 □　　性别 □雌 □雄

项目代号：

剖检类型 □计划剖检 □非计划剖检（□濒死 □死亡 □　）

剂量组	动物号		
序号	组织器官	组织病理学检查	异常改变
		√	
1	乳腺		
2	皮肤		
3	唾液腺		
4	颈部淋巴结		
5	腹股沟淋巴结		
6	脾脏		
7	胰腺		
8	肠系膜淋巴结		
9	胃、十二指肠		
10	空肠		
11	回肠		
12	盲肠		
13	结肠		
14	直肠		
15	肝		
16	胆囊ª		
17	肾上腺		
18	肾脏		
19	膀胱		
20	雌性 卵巢		
21	输卵管		
22	子宫和子宫颈		
23	阴道		

序号	组织器官	组织病理学检查	异常改变
		√	
24	雄性 前列腺		
25	精囊腺		
26	睾丸		
27	附睾		
28	甲状腺、旁腺		
29	气管、食管		
30	胸骨		
31	胸腺		
32	心脏		
33	主动脉		
34	肺（含主支气管）		
35	坐骨神经		
36	骨骼肌		
37	股骨		
38	眼球		
39	视神经		
40	哈氏腺		
41	脑（大脑小脑脑干）		
42	垂体		
43	脊髓（颈胸腰）		
备注			

镜检者及日期	核查者及日期

说明：组织病理学观察未见异常划"√"，有异常时用"○"标记并在异常改变栏记录，非检查脏器划"/"，缺失脏器划"×"。ª 大鼠无胆囊。

附表 9 – 6 – 17　药代、毒代动力学试验采血时间记录

项目代号	
动物种系	
给药日期	

抗凝剂	
采血方法	
采血量	

组别及动物号	采血点	01 空白血	02	03	04	05	06	07	08	09	10	11	12
	计划时间												
	实际时间												
	计划时间												
	实际时间												
	计划时间												
	实际时间												
	计划时间												
	实际时间												
	计划时间												
	实际时间												
	计划时间												
	实际时间												
操作者及日期													
核查者及日期													
备注													

注：对于快速变化的血药浓度，采样时间偏差应控制在 ±30 s；对于非快速变化的血药浓度，2 h 内的采样点应控制在 ±2 min 内，2～8 h 的采样点应控制在 ±5 min 内，8 h 后的采样点应控制在 ±10 min 内。在允许的偏差时间内完成采血，打 "√" 确认，否则记录实际时间。

附表9-6-18 药代、毒代血浆（血清）制备记录

项目代号		离心机型号	
抗凝剂		离心转速/时间	

样品编码	数量	获取时间段	备注	/
				操作者及日期
				核查者及日期
				操作者及日期
				核查者及日期
				操作者及日期
				核查者及日期
				操作者及日期
				核查者及日期
				操作者及日期
				核查者及日期

注：如有样品异常则在"备注"项下说明，异常包括血量不足、溶血、凝血、样品缺失等。

附表 9 - 6 - 19　动物组织采集记录

项目代号					动物种系			
组别及动物号								
组织序号	组织名称	采集确认						
01								
02								
03								
04								
05								
06								
07								
08								
09								
10								
11								
12								
13								
14								
15								
16								
17								
18								
19								
20								
操作者及日期								
核查者及日期								
备注								

注：组织器官采集后在"采集确认"项下打"√"确认。

附表 9 − 6 − 20　　匀浆组织样品称重记录

项目代号					操作者及日期			
动物种系					核查者及日期			
天平型号								

动物编号									
脏器序号	组织/器官名称	重量/g							
01									
02									
03									
04									
05									
06									
07									
08									
09									
10									
11									
12									
13									
14									
15									
备注									

附表 9-6-21 组织样品匀浆记录

项目代号				移液器型号			
匀浆液名称				操作者及日期			
匀浆器型号				核查者及日期			

动物号									
脏器序号	器官名称	匀浆液加入量/mL							
01									
02									
03									
04									
05									
06									
07									
08									
09									
10									
11									
12									
13									
14									
15									
备注									

附表 9 – 6 – 22　实验动物麻醉及手术记录

项目代号		麻醉药名称	
动物种系		麻醉药剂量	
手术方法		麻醉药浓度	
		麻 醉 途 径	

剂量组	动物号	麻醉过程		手术过程			操作者及日期	核查者及日期
		时间	麻药量/mL	开始时间	手术情况	结束时间		
备注								

注："手术情况"栏填写手术过程中出现的具体情况记录。

附表 9-6-23 实验动物术后一般观察及护理记录

项目代号		操作者及日期	
动物种系		核查者及日期	

剂量组	动物号	性别	一般观察（包括创口情况）	护理内容		
				止痛	抗感染	创口消毒

注：①如动物未见异常，则在"一般观察"项填"√"，出现异常填具体的异常情况。

②在"护理内容"项打"√"对具体护理内容进行确认。

③观察指征参考下表。

1. 体形	a. 轻微消瘦；b. 明显消瘦	2. 被毛	a. 污秽；b. 稀疏松散；c. 脱毛
3. 皮肤	a. 红肿；b. 发疹；c. 溃疡；d. 体表结痂	4. 精神状态	a. 烦躁不安；b. 萎靡不振；c. 衰竭
5. 行为活动	a. 不稳；b. 无法行动；	6. 口鼻	a. 少量分泌物；b. 分泌物过多，周毛潮湿；c. 红色分泌物
7. 呼吸	a. 呼吸急促；b. 呼吸困难；c. 呼吸微弱或暂停	8. 眼睛	a. 畏光；b. 轻度炎症；c. 红肿并伴有分泌物
9. 耳廓	a. 溃疡；b. 耳道分泌物；c. 耳道分泌物并伴脓血	10. 会阴部	a. 少量分泌物；b. 分泌物过多，周毛潮湿；c. 红色分泌物
11. 粪便	a. 稀便；b. 带泡沫；c. 含脓血	12. 伤口愈合情况	a. 愈合良好；b. 伤口裂开；c. 伤口出血、脓肿

附表 9 - 6 - 24 体外溶血试验操作记录

	项目代号	
	操作者及日期	
	核查者及日期	

供试品名称	供试品编号	规格	厂家	批号
受试物（＿＿＿＿＿）				
上市对照药（＿＿＿＿）				
溶媒（0.9% 氯化钠注射液）	/			
阳性对照（灭菌注射用水）	/			

2% 细胞混悬液的制备

动物品系：新西兰兔；取血部位：耳中动脉。

取血时间＿＿＿＿＿＿，取血＿＿＿ mL，放入盛有玻璃珠的三角瓶中摇＿＿＿＿＿min，除去纤维蛋白、使其成为脱纤血液。

取脱纤血液加 10 倍量的等渗溶液（0.9% 氯化钠注射液）、轻轻摇匀，1500 r/min 离心 10 min（仪器型号编号：＿＿＿＿＿＿＿＿＿＿＿＿＿＿），去除上清液，沉淀的红细胞再用 0.9% 氯化钠溶液如法洗涤＿＿＿＿＿次。至上清液不显红色为止。取所得红细胞＿＿＿＿＿＿mL，加入生理盐水＿＿＿＿＿＿ mL，配制成 2% 的悬液。

编号及加样操作

取洁净试管 12 支进行编号，1～5 号为受试物（＿＿＿＿＿＿）管，6～10 号为上市对照药管，11 号为阴性对照管，12 号为阳性对照管。按照下表所示依次加入 2% 红细胞悬液、0.9% 氯化钠溶液或灭菌注射用水和药液，摇匀，置（37±0.5）℃ 恒温箱（仪器型号编号：＿＿＿＿＿＿＿＿＿＿＿＿＿＿）中温育。以放入恒温箱起始时间＿＿＿＿＿＿＿进行观察。

加样时间表

试管编号	加样时间	1	2	3	4	5	6	7	8	9	10	11	12
2% 红细胞悬液/mL		2.5	2.5	2.5	2.5	2.5	2.5	2.5	2.5	2.5	2.5	2.5	2.5
0.9% 氯化钠注射液/mL		2.0	2.1	2.2	2.3	2.4	2.0	2.1	2.2	2.3	2.4	2.5	—
灭菌注射用水/mL		—	—	—	—	—	—	—	—	—	—	—	2.5
受试物/mL		0.5	0.4	0.3	0.2	0.1	—	—	—	—	—	—	—
上市对照药/mL		—	—	—	—	—	0.5	0.4	0.3	0.2	0.1	—	—
操作确认													

附表9-6-25　体外溶血试验观察记录

	项目代号	
	观察者及日期	
	核查者及日期	

观察方法：开始时每隔15 min观察一次，1 h后，每隔1 h观察一次，共观察3 h，观察内容用结果判断中的字母表示。

加药后观察时间 ＼ 观察结果／观察时间	1	2	3	4	5	6	7	8	9	10	11	12
15 min												
30 min												
45 min												
1 h												
2 h												
3 h												

注：

① 1～5号管为受试物（××）管，6～10号管为上市对照药管，11号管为阴性对照管，12号管为阳性对照管。

② 观察结果：

a 完全溶血：溶液澄明红色，管底无细胞残留。

b 部分溶血：溶液澄明红色或棕色，管底有少量红细胞残留。

c 无溶血：红细胞下沉，上层液体无色澄明（约占总体积的比例）。举例：C（1/10）。

d 凝聚：虽不溶血，溶液中有棕红色或红棕色絮状沉淀，振摇后不分散，表明有红细胞凝聚。应进一步判断是真凝聚还是假凝聚，置显微镜下观察后决定，真凝聚（D1）、假凝聚（D2）。

e 无凝聚。

7　细胞实验管理记录模板

附表 9 – 7 – 1　储备细胞株制备记录

| 序号 | 细胞复苏 | | | | | 细胞传代 | | | | | 细胞冻存 | | | |
	细胞代号	冻存管编号	复苏日期	操作者	核查者	传代日期	传代比例	操作者	核查者	冻存日期	冻存数量	操作者	核查者
1													
2													
3													
4													
5													
6													
7													
8													
9													
10													

附表 9 - 7 - 2　储备细胞出入库登记

		细　胞　代　号	
		储备细胞编号	

冻存日期	冻存位置（冻存架）	传代数	冻存数量	冻存者	核查者	备注
	_____号罐 _____号架 _____号盒					

提取日期	提取目的	提取数量	剩余数量	提取者	核查者	备注

注：细胞代号填写细胞名称/缩写/代号；储备细胞编号填写批准入库的储备细胞编号。

（邱玉文）